インプラント武者修行

海外留学・製品開発への挑戦！

著　高橋恭久

クインテッセンス出版株式会社　2018

QUINTESSENCE PUBLISHING

Berlin, Barcelona, Chicago, Istanbul, London, Milan, Moscow, New Delhi, Paris, Prague, São Paulo, Seoul, Singapore, Tokyo, Warsaw

はじめに

「インプラント武者修行」を執筆するにあたって、私は世界のマエストロ、指揮者の小澤征爾先生が若かりし頃に執筆された「ボクの音楽武者修行」に強くインスピレーションを得たことをお伝えしなければなりません。

小澤先生は、お父様が歯科医師であり、学生時代にラグビーをされていたことや、以前住まれていた家が立川であったこと、そして、小澤先生生誕の地である中国の奉天（現在の瀋陽）が私の妻の出生地であることなど、私を取り巻く環境と共通点が多いのです。また、小澤先生のフランス留学や、タングルウッド音楽祭でのコンクールの経験なども、私がアメリカ留学し、ミュンヘン（ドイツ）でのＩＴＩワールドシンポジウムにおけるＩＴＩスカラーセッションを経験したこととどこか似ていて、とても親しみをおぼえたのでした。また、天台宗比叡山延暦寺の酒井雄哉大阿闍梨が執筆された「一日一生」は、私の人生と医療人としての営みに大きく影響を与えてくださいました。

本書では、インプラント歯科学を学び、さまざまな活動の中で成長してゆく、私の若か

り し頃の留学から製品開発への挑戦の道を描きました。インプラント学をこれまで築き上げてこられた全ての先人たちへの感謝の想いを込めて、またインプラント学を学ぼうとする方々や全てのインプラント患者さんたちのために、私の経験もまた少しでもお役に立ってくれることを願い、本書を執筆しました。

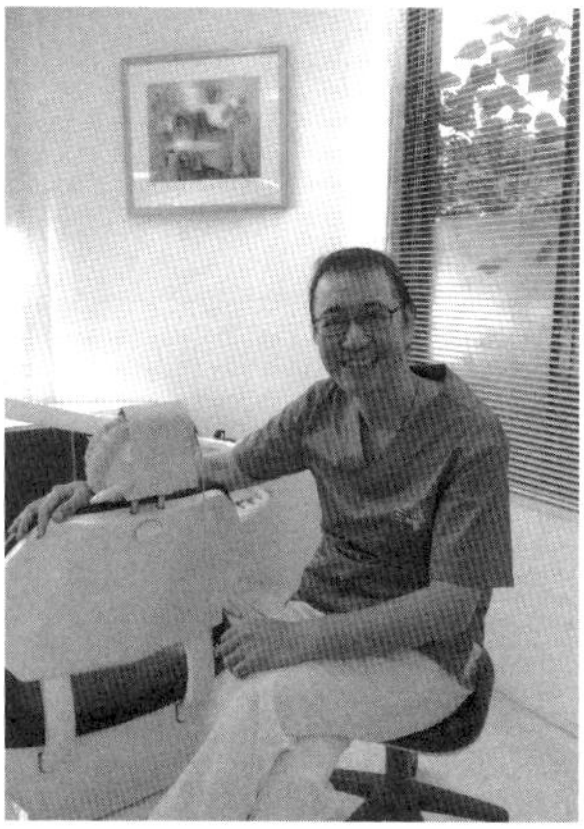
著者　高橋 恭久

目次

第一章　ITスカラー留学

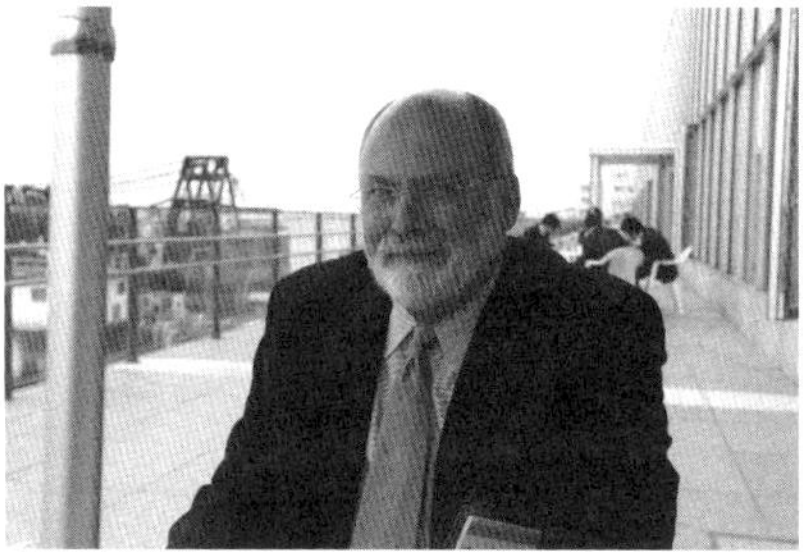

テイラー教授

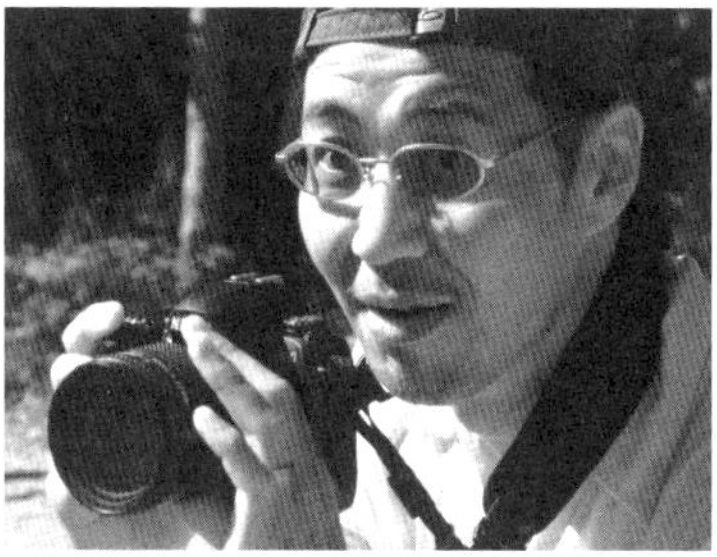

ニューヨークで写真撮影していた頃の著者

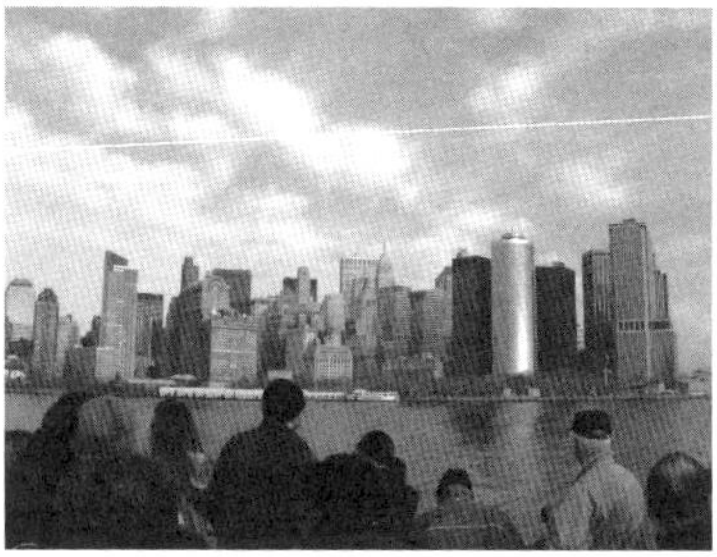

フェリーから見る9.11後のマンハッタン島

新たな転機

青空の清々しい週末に、水道橋駅から数分歩いたひとつ路地裏の大信貿易株式会社セミナールームにて、ＩＴＩ（International Team for Implantology：インプラント学のための国際チーム）で活躍されている勝山英明先生を講師としたマスターコースが行われていました。

私がその第三期生として受講している最中のお昼休みに、近くのホテル一階にある、店内まで日当たりの良い喫茶&レストランにて、活気に満ちた受講生たちが昼食のため集まっていました。たまたま私の目の前に勝山先生がお座りになったので、ふと思いつきでこんなことを口走っておりました。「勝山先生、ぼく、いつか留学したいって思ってるんです！　留学するのにどれぐらい必要なんですかね？」「そうなあ、まあ、これくらいはかかるやろなぁ。」「え！　一千万！」「そうですか、、。それはちょっと、無理かもしれないですね。」「お前、どこに留学したいんだ？」「いや、どこって、どこかわからないんですけど。」「ハーバード大に、去年段取りしてやって紹介してさ、行った奴がいたんだけどな。９・11の件があって怖くなって帰って来ちまったんだよ。留学って言ってもな、紹介したこちらの顔もあるから、怖くなったからって、帰ってこられてもなあ。」「そうですか。」「まあ、しかし、高橋、チャンスはそう何度も巡ってくるもんじゃないからな。お前が今留学に興味があるなら、真剣に考えてみるのも一つやぞ。」「はい、、。」「あ、でも、そうだ。そういえば、ＩＴＩでスカラーシップってのが始まってたかもしれんぞ。」「スカラーシップって、何ですか？」「留学資金をＩＴＩが出してくれるんだけどな。まあ、言ってみればインプラントの奨学金制度だな。世界中でＩＴＩに関係した一三校の大学が受け入れてるんだがな、ただ、採ってもらえても一校につき一人だろうけどな。」「え！　それっていつですか⁉」「いや、おれも詳しくは見てないんだけどさ、確か来年の秋からのやつの締め切りが一月中だったような、、。お前、調べてみろや。」「はい！　先生、それやります！　ぼく、お金もないし、患者さんたちの整理つけるのにも来年秋ならちょうどいいです！　ぼく、ＩＴＩスカラーで留学します！」「いや、お前、通ればの話だぞ。世界中から優秀な奴ばかり集まってくるわけだからさ、そりゃお前、いくらなんでも簡単にようならんぞ〜。」「先生、やらしてください！　ダメでもぼく、何も失うものないですから！」「そうか、そうなあ、お前はな。（笑）」

　こうして、転機が訪れたのは意外にも早く、インプラント学を学び始めて三年目に海外留学に興味を持ち、留学資金のない私でも留学できる方法として、ＩＴＩスカラーシップというものが始まっているらしいことを知りました。ＩＴＩとは、スイスに本部を置く世界規模のインプラントを中心とした学術団体で、業界内においては知らない人がいないくらいに認知度の高い学術集団組織です。このようなインプラントにおけるスカラー留学制度が始められたのも、ＩＴＩが初めてのことであり、日本ではまだその存在すら知られていなかった時代に、勝山先生と大学院時代にお世話になった解剖学教室の相山教授とのご推薦をいただいて申請し、日本では初めてとなるＩＴＩスカラーシップに合格してしまったわけです。

それは、これから診療を始めようとしていたある朝、白衣に着替えてクリニックの医局の机に私の携帯を置いた瞬間に来ました。「ん？」静かに光った携帯を開くと、英語で書かれたメール着信がありました。一瞬にして顔が紅潮していくのを感じながら心臓の拍動の中でメールを開きました。「コングラチュレーション！　合格」の文字が真っ先に目に飛び込んで来ました。「やっっったあああ～！」声にならない声で医局の天井を仰ぎました。

そのあとに続く文面も何か間違ってやしないかと、一文字も見落とすまいと目を凝らして「先生！　患者さん入りました～！」の呼びかけにも「はあ～～い！」と上の空で、最後まで英文で書かれたメールの文面を追いかけました。勢いよく医局の扉が開き、「先生！お願いします！」と催促の声がけにも、「今行く！　合格だ！」「はい⁇」。その日の午前中はいつまでもドキドキが止まらずに、そうだ、勝山先生に知らせなきゃ、と思い立つのに少し時間が経ってしまいました。お昼休みになって勝山先生に電話しました。「勝山先生、ＩＴＩスカラー。通りました‼」「え？　合格⁉　アメリカのコネチカット大学だったな。

お前よく通ったな。そうか！　良かったな。」「はい！　ありがとうございます。」いざ合格してみると、なぜ私なんかがとも思いましたが、初めての日本人ということで、もの珍しさから試しに採ってみようということになったのかもしれません。それとも、申請書に大学院時代の研究内容が世界初の発見だったということを、少し大げさに書いたから認められたのかもしれません。

晴れて二〇〇二年度よりＩＴＩスカラーとしてアメリカ・コネチカット大学へ留学が決まったのですが、あいにく二〇〇一年に起きた同時多発テロの影響で学生ビザはなかなか許可がおりず、いつでも出発できるように仕事にも区切りをつけていたので、何もせず一ヵ月半も毎日郵便ポストとの間を往復する辛い日々が続きました。

周囲からは今アメリカに行くのは危険だと言われましたが、私はまったく気にしませんでした。やっとビザが届くと、尻に火がついたロケット花火のごとく、すぐにアメリカ・コネチカットへ飛びました。思えばビザのことで頭がいっぱいで、アメリカでの滞在場所のことなどまったく考えていませんでした。向こうに行けば何とかなると。

コネチカット州ハートフォートに到着したのはすでに夜の一〇時を回っていました。コネチカット大学補綴科の医局員であるライアンが空港に迎えに来るということだけが、私の受け入れ先大学の補綴科教授であり、当時ＩＴＩの会長だったテイラー教授からメールで知らされていました。それ以外は不思議とな～んにも考えていなかったのです。大きなスーツケース二つに旅行鞄二つ、中には咬合機、パソコン、プロジェクター、ニコンの口腔内写真撮影レンズとフラッシュもしっかり所持しており、笑ってしまうような重機をたくさん抱えて、夜の一〇時過ぎに到着してホテルすら予約してない自分が信じられませんでした。

迎えに来たライアンも、「えっ！」と口を開いて途方に暮れ、結局ライアンの知り合いのおばさんがやっている、広大な土地にたたずむ何棟ものアパートの一室、何もない一階の空き部屋で翌朝まで泊まらせてもらいました。

もちろん、電気もまだなくて、扉を開けると真っ暗な部屋に重い荷物を入れ込むのが精一杯で、床に投げ入れた旅行鞄を枕に倒れ込み、長旅の疲れとホッとした思いに一瞬で眠りにつきました。

気がつけば翌朝けたたましく打ち鳴らすドアノック音に起こされました。「どこだ？ここ。」と真剣にあたりを見渡すと、大きなガラス窓から明るく強い日差しが部屋入り口のドア傍に寝ていた私のところまで差し込んできていました。

目を細めると、ここは大きな部屋で奥にもさらに一つ二つ部屋があるようでした。窓の外は足の長い青々とした芝生が広大に広がっており、敷地の向こう側にはプールもあるようでした。再び叩きつける激しいドアノック音に反応して思わず日本語で「はい、ちょっと待ってください！」と叫んだあと、「え〜と。」私の頭の中は混乱し、ドアを開けるとそこには激しいドアノック音からは想像できなかった柔和な感じの中年女性が、さわやかな笑顔で「モーニング！　グッド・スリープ？！」と親切に挨拶してくれました。

私はその笑顔に安心して、「はい!!」と元気よく日本語で答えたのでした。結局、私は留学中の一年三ヵ月間この部屋に住むことになったのです。コネチカット大学ヘルスセンターはコネチカット州のファーミントンという緑豊かでのどかな町にそびえ立つ、周囲が円形の巨大な要塞のような大学病院です。アメリカ入りして初めて補綴科に訪問したとき、この大学病院では日本人が珍しかったらしく、すぐにＩＴＩスカラーのタカハシだとわかってもらえました。

何より嬉しかったのは、この日不在だった教授室の扉に、「ウェルカム　タカハシ！」と大きな張り紙がされていたことでした。初日からその日不在のテイラー教授の温かさを感じました。テイラー教授から私の留学期間中に一番学んだことといえば、インプラント学の技術や知識だけでなく、〝医学・医療に対して誠実で謙虚であること〟でした。私が歯科医師として生きてゆくうえで、テイラー教授が人生の師となりました。

「ユキ、君ならこの場合どのインプラントを選ぶ？」「ぼくなら、これを選びます！」「そうか、おれもそう思うよ。」とウィンクしてくれた温かな笑顔を忘れません。

アメリカ留学中に培った写真の趣味

留学中はインプラント学を学ぶことだけでなく、写真撮影に没頭する一年あまりでもありました。日本にいる時からアメリカに行ったら、ニコンの世界初のデジタル一眼レフカメラを買おうと決めていました。ただ、あくまで仕事用として使用する目的のもので、それまで日本では、フィルムカメラを使用してポジフィルムの症例スライドを作っていましたが、膨大な量の症例写真が、デジタル化できたらさぞかし楽になるだろうと考えていました。当時の私には、高価でなかなか手が出せない金額だったので、日本より安いアメリカに行って手に入れようとしたのです。

アメリカに行ったらすぐに購入して使えるようにと、一〇五ミリのマクロレンズとリングフラッシュは日本から持っていきましたが、いざ、コネチカット大学近くの町のカメラ屋さんに行ってみたら、一ヵ月待ちと言われてしまいました。「ホワイ??」「ビコーズ　ディス　イズ　ニュー　ニコン!!　日本製はすごいのだよ!　貴重なものだからここにはないのだよ!」という言い方に、つい数週間前まで日本にいた日本人として微妙な気分でしたが、「オーケー！　アイ　ウィル　ウェイト!!」と快諾し、日本の製品の海外での評価の高さが知れたことがとても嬉しく感じられました。でも、実際、だいぶ安く買えるのは魅力的でした。「まあ、すぐに症例写真を撮るわけでもないしなあ、気長に待つか〜。」

いざ、一ヵ月後に再びそのカメラ屋を訪れると、同じ店員さんは接客中でしたので、ウィンドウの中に陳列してあるレンズ群に目をやると、レンズにもいろいろあるのだなあとしばし感慨に耽っておりました。やがて、その店員さんが前の接客を終えると、満面の笑顔で私の方へ近づいてきました。店員さんはなんだか私が来るのをずいぶんと待ち望んでいたような面持ちで、「ついに君のカメラを手に入れたよ!!」と言って私を指差していったん私の前を通り過ぎ、足早にお店の奥へと消えて行きました。すぐにそれらしき箱を両手に抱えて戻ってくると、「ディス　イズ　グレート!!　ディス　イズ　グレート!!」を連発して、「このおじさん、もしかして初めて触るのかな?」というぐらいに、私よりも鼻息荒く箱の中を開けながら「やっときた〜！　やっときた〜!!」「ワオ!!」とか「オウ〜!!」とか言いつつ説明してくれました。当時としては、一眼レフカメラの裏側に液晶が付いていること自体が感動的でした。あれこれいじっているうちに、ふつふつと撮影意欲が湧いてきました。

しかし、よく考えてみると、日本から持ってきたのは仕事で使うマクロレンズのみ。せっかくだから標準サイズのレンズが欲しくなってきちゃいました。結局、この店員さんからその後いろいろ教わって、先ほど眺めていたウィンドウの中の一つ、二四〜一二〇ミリのズームレンズも同時購入してしまったのでした。ＩＴＩスカラーでの留学資金はスイスにあるＩＴＩセンターより半年に一回支給されます。ギリギリの生活ということはなかったのですが、あまり無駄遣いもできません。しかし、この日は自分の小遣いから購入したことにして、衝動買いを正当化してしまったのでした。

いざカメラを購入してみると、真っ先に向かいたいところがニューヨークでした。コネチカット州の隣がニューヨーク州でしたので、私のアパートからマンハッタン島までは車で二時間の距離でした。二〇〇一年の同時多発テロが起こってから一年。私はカメラを購入してアパートに戻るとすぐに荷物をまとめてニューヨークへ向かいました。カメラ屋さんでレンズをあれやこれやしているうちに、バッテリーも満タンになっていたので、すぐにでも撮れる状態でした。

初めて訪れるマンハッタン。しかも自分の車で運転して向かうことに久しぶりの不安と緊張を覚えました。高速道路を二時間走る間、道を間違えないように行かなければなりません。マンハッタン島に入っていくのには、高速道路が複雑に入り組んでいるに違いありません。コネチカットを出発した時は、まだ空も明るく意気揚々としていたのですが、やがて夕焼けに包まれ、赤い空が狭くなって濃紺の空が黒い空に覆われるようになってくると、この時間にニューヨークへ向かうことが次第に怖くなってきました。やがて、完全な夜空に星が輝き出し、どこまでも真っ直ぐに続く暗黒の高速道路に照らし出される私の車のライトだけが私の道標となりました。緑の道路標識が一向に視界に現れないと不安が次第に大きくなり、「どの辺まで来てるのか。もしかして道を間違えてしまっているのか。勢いで出てきてしまったけれど、やめればよかったかな、、。」不安と孤独に苛まれながら引き返すこともできず、正しい道を進んでいるかどうかの確証もなく、ただただ今走る道を進むことしかできなくて。

しばらくするとどこまでも続く暗闇の中から、小さく薄らぼんやりと緑の道路標識が近づいてきました。フロントガラスに顔を擦り付けるほどに身を乗り出して、頭の上を通り過ぎるギリギリまで一文字も見落とすまいと目を凝らして全身の神経を集中し、頭の記憶装置をフル稼働したのでした。居場所を確認するために地図を広げたくても、山間を走る暗闇の道端に車を止めたくない気持ちの方が強く、ただただ私の今走る道が正しいことだけを祈るばかりでした。

ふと思い立ってラジオをつけてみると、私の車の中で音楽が流れ始めました。なんだ、こんなことでも寂しさを紛らわせられるのだなと、一人ニヤけて少し気分が軽くなりました。長い長い暗闇の孤独と不安の中、ようやく遠くに光り輝くマンハッタン島が見えた時の感動は一生忘れません。それは、緩やかに登る一直線の高速道路を登り切り、坂の頂上を越えて下り道に差し掛かった時、突如として視界の下方から現れました。

自分が進んでいた道が正しかったことをようやく知った時の安堵感と、その後に訪れるジンワリとした達成感は喉の渇きを忘れるほどの喜びでした。「これほど美しい街が地球上にあったのか。」眼前に広がる光り輝くマンハッタン島を前に、涙と鳥肌が止まりませんでした。「おれはあそこを目指してきたんだ。」

気がつけば、私の車の走りにコネチカットを出てきた時の勢いが蘇っておりました。少し前に9・11による深い傷を負ったマンハッタン島。でもここに世界の中心が確実にあることを実感しました。誰も話す人もいない、たった一人コネチカットから自分の赤のポンコツフォードで、暗闇の高速道路を二時間走ってきた後に、目の当たりにする世界一の大都市は、説明ができないほどの荘厳な光景でした。

遠目から眺めていた美しいマンハッタン島の街並も、高速道路から降りて街中に入っていくなり激しく四方八方に入り乱れて走り抜けるイエローキャブの流れに巻き込まれ、けたたましく鳴り響くクラクションと地下から吹き上げる噴煙、ものすごい勢いで鳴り響く消防車のサイレンが、私の車に向かって来ては走り去り、巨大なネオンとギラギラの宣伝広告に一瞬でも目を奪われると、爆音のクラクションを浴びせられ、中指立てて睨みつけられ、走り去る車に襲われます。赤信号を先頭で止まり「ふう〜。」と一息ついたのも束の間。交差点を歩くハードロッカー風のピンク髪のモヒカンやスキンヘッドの派手な化粧をした男女グループが、前に出過ぎた私の車のボンネットを叩き、獣のような目で私を睨みつけて歩き去って行きました。子どもが大人の世界に迷い込んだ時のような、不安と自信喪失、全身に緊張感が走る状態でした。少し落ち着いた狭い通りに入ると、やっとホッとして車を止めました。車から降りると、外の空気がとても冷たく顔に触れて、先ほどの激烈な光景とは一転して、あたりは静まり返った石造りの表階段のある古い住宅アパートが建ち並んでいました。長距離を走って背中がすっかり丸まっていたせいか、思い切り伸びをしてあたりを見渡しました。

思えば、私の車、赤いポンコツフォードは、コネチカット大学内の個人売買で買った車でした。基礎研究家のとてつもなく巨漢のナンシーというアメリカ人から三五万円位で購入したのですが、ナンシーがあまりにも巨漢だったので、車が完全に左側に傾いていました。おかげで、私はニューヨークへ来る長距離運転においても、常に右側に身体を起こした状態で運転し続けなければならず、やっとこさ車から外へ降りた時には、私の背中は完全に右側に傾いて固まってしまい、おまけに首までコクリと右に傾いて、昔で言うところのレインマンのような立ち姿となってしまっておりました。

何はともあれ、やっとのことで辿り着いたニューヨーク。車を道端に止めたまま、買ったばかりのカメラ片手にマンハッタンの街を歩いてみることにしました。しかし、大体ここがマンハッタンのどのあたりなのかもわからないので、通りすがりのホテルに立ち寄り、地図を手に入れました。初めて見るマンハッタンの地図はなんと整然としていることか。基本、アヴェニューとストリートが碁盤の目のように交わり作られている街なので非常にわかりやすいのです。車を止めた場所を地図に印をつけると、さっそくカメラ片手にどこへともなく歩き始めました。購入したのがデジタルカメラということもあって、片端から夢中でシャッターを切り、気がつけば五時間も歩き続けていました。すでに夜中の二時近くになっていたのですが、すっかりマンハッタンの虜になってしまっていた私は、暗い夜の高速道路を走って帰るのがイヤで、朝まで滞在することにしました。ずっと歩きっぱなしの足を休めようと、ふらりと入った店がチャイナタウンのとあるバーでした。扉を開けて中の様子を伺うと、一人背の高いアジア人がカウンターの中にいました。ニューヨークに来て初めて入る店。どことなくアジア人に安心感を覚えました。さっそく、ドリンクを注文すると、私の手元のカメラに興味を示し話しかけられました。名前はランディという中国系シンガポール人でした。ランディとは、この出会いをきっかけに親しくなりました。ランディはシンガポールにいたときプロのカメラマンをしていて、私のカメラが、出たばかりのニコンのデジタル一眼レフカメラということも一目で見抜きました。私がカメラについてよく知らないことを伝えると、彼は写真についての知識を一から教えてくれました。

その後も、マンハッタンに行くたびにランディの働く店に必ず立ち寄り、一日中歩き回って撮った写真を見せて教えてもらいました。真夜中のマンハッタンは、二時半から三時半のわずか一時間程度静まり返ります。

日中は車が大渋滞して歩けない大通りのど真ん中を、私はカメラ片手に一人闊歩する優越感を次第に覚えるようになりました。夕方五時に大学を終えるとすぐさまニューヨークへ向かい、オーバーナイトで写真を撮る日々が続きました。仮眠は必ず車の中でとり、マンハッタンの朝焼けとともにコネチカット大学へ向かうのが常となりました。週のうち何度も通うようになると、私が撮影する写真の中にいつしか9・11後のニューヨークに生きる人々の力強い生活が写し出されていることに気がつき始めました。そして、9・11前ではとても危険な地域だったブロンクスやハーレム地区へも撮影範囲を広げるようになり、観光でよく皆訪れる自由の女神を展望するローワーマンハッタン地域よりも、次第に下町に生きる人々の生活に惹かれていきました。下町はいわゆる黒人やヒスパニック系の人たちが多く暮らしているところで、遠目には怖い感じのする街でした。しかし、9・11後ニューヨークに住む人々が一つの団結心というか、同じ傷を負った者同士の共鳴のようなものがあって、私などにも決して恐怖を感じさせることはありませんでした。それどころか、ブロンクスなどで写真を撮って歩いていると、デジタル一眼レフカメラが珍しいらしく、皆近寄ってきて笑顔で歓迎されたものでした。

本当に友達になってしまった黒人もいて、サミーという名の彼とは一緒に飲んだあげくに、友人宅に連れて行かれて皆で大騒ぎをし、結局サミーの家に泊めてもらったのもブロンクスでした。もちろん、一歩間違えば危険な思いもしたのかもしれません。

気がつけば、アメリカに来て言葉の壁に苛まれていましたが、写真を撮ることでかえって言葉の壁抜きに人に近づけることができたような気がしました。言葉だけではない。自分が今何をできるのか、何をしたいのかを伝えることができれば、人と繋がることができる。言葉を修めることは容易ではないし時間がかかる。でも、今目の前にいる人との出会いはそうあるものではない。今自分にできることをしようと決めたとき、言葉の壁は少し低くなったように感じました。

アメリカ留学での仲間たち

イタリアからの留学生フランチェスカ（Francesca Vailati）は、留学中の私にもっとも影響を与えた大切な親友の一人で、思い起せば、コネチカット大学に留学して初日に大学を訪れた際、いきなり一〇名程度の医局員たちで構成されたクラスと呼ばれる誦読会に入れられ、自己紹介をした後、まったく何を話しているかわからない一時間を、さもわかっているかのような顔つきで真剣に聞いていたら、その日のクラスリーダーから、「タカハシはどう考えますか？」と突然白羽の矢が立って、それこそ鳩が豆鉄砲を食らうとはこのことか、という具合にたじろいでしまいました。

何も言えず、というか何を話していたのかすらわからない。今さら何について話していたのですか、などと聞けるはずもなく、息が止まって、「えっっ、、。」というばかりに目を丸くして皆を眺めるばかり。私は皆から刺すような視線に晒され、冷たい冷たい沈黙が続きました。とそこで、前の椅子の背もたれに長い両足をあげて、一際行儀の悪い一八〇センチほどの女性が「ヘイ！　タカハシ、セイ　サムシング！」と睨みつけてきました。私は唾をゴクリと飲み込んで、改めて今話していたであろう論文に目を落とすと、そこに並ぶ三枚の写真とグラフから当てずっぽうに質問内容を即興で考え、簡潔な英語で答えました。すると、全員の凍りついた目が次第に柔和になり「なるほど〜！」という声があがりはじめました。大層行儀の悪い長身女性は、まさに当時のフランチェスカ。私は皆の反応を見てホッとした表情でフランチェスカの方へ視線を移すと、優しくジッとこちらを見つめていました。

　何とか初日の午後四時間にも及ぶクラスを終え、心底くたびれました。とそこに後ろから「タカハシ!!」と声をかけられ振り返ると、なんと先ほどのフランチェスカ！　今日これから友人宅でパーティがあるから一緒に来い！　と無理やり肩を組まれました。私はとにかく言われるまま車に乗せられ、まだ自分のアパートがどこかもよくわからない地理感覚の状況で、まったくわからない友人宅とやらに連れ去られました。到着して中に入ると、外側からは想像もできなかったほどの人数の人たちであふれていました。

　皆、もちろん知らない人たちばかりで、ビールやワインを片手に立ち話をしている隙間を、身を小さくして縫うようにすり抜けて中に入ると、今日一緒だったクラスメイトたちが先に到着していて、「ハイ！　ユキ〜！」と笑って迎えてくれました。つい先ほどまではこの人たちの中で固く凍りついていたはずなのに、不思議とさらに知らない人たちに囲まれて再会してみるとホッとする仲間のように思えました。パーティは夜更けとともに次第に盛り上がり、音楽のボリュームも大きくなって皆踊り始めました。私は、最初は大人しくワイン片手に眺めていただけでしたが、ここへ来てもまたフランチェスカがやってきて、「ヘイ!!　ユキ　タカハシ!!　何してんの!!!　ダンシング!!　ダンシング!!!」と、皆の前に突き出されました。

いざ、背中を押されて前に出てみると、「踊りなら昔は六本木ナイトでフィーバーしてたからなあ!!」と、酔いも手伝い真ん中に躍り出て、言葉のない全身で自分を表現できる踊りに心底夢中になって、気がつけば「ユ〜キ!!　ユ〜キ!!」コールでパーティをエンディングさせるほどの大活躍ぶり⁉で長い長い初日を終えました。

おかげで翌日からはあまり英語をしゃべれないことはそれほど苦にならず、仲間たちの中で一緒に行動をともにすることができました。少し私も皆も慣れてきた頃、仲間の一人のマイクがユキはＩＴＩスカラーなんだから、彼の日本でやっていた仕事を見てみたいという話になりました。つまり、プレゼンテーションをしてみないか、という話でした。

その話はすぐに大きくなり、テイラー教授含め医局員全員を集めた四五名ほどのまるでセミナーのようになりました。マイクは事前に打ち合わせして、話はおれがサポートするから大丈夫と言ってくれました。これは良い機会をもらったと感じ、それならプロジェクターも日本から持ってきたから、と提案したらマイクは心底驚いて、「よくそんなモノ持って来たな。だけど、一〇〇人以上入る講堂でやるからプロジェクターは大丈夫だよ。」と言われ、そんな立派なところでやることに驚きつつも、大学にないわけがないよな、何で持って来たのかと改めて自分に呆れました。

いざ、プレゼンテーションを始めると、全員が急に静まり返り真剣な視線で私の症例を食い入るように見つめていました。マイクとの打ち合わせでは、私をサポートする程度の話でしたが、実際にはマイクがほとんどを説明してくれて私は深い劣等感を味わいました。しかし､プレゼンテーションが終わるや否や､全員が拍手して「グレート！　グッド　ワークス！」と言って褒めてくれました。

その出来事を境に、翌日から補綴科でもインプラント外科手術をやろう！ということになりました。しかし、補綴科で外科に精通している者は誰もおらず、ユキが皆に教えればいい、ということになりました。私はまったく教えるなど無理だと思いましたが、なぜ教えられないのか、ということについても英語でうまく説明する自信がなくて、教えてやってくれるかとのテイラー教授からのお達しに、即答で「イエス　アイ　キャン！」と笑顔で答えてしまっておりました。

さっそく、その翌週にクリニック6（補綴科専門のクリニック）にみんなが集まり、インプラント埋入手術に必要な診査診断基準について話し始めると、仲間のうちの一人のマージーが「実際にユキの手術を見てみたい、そう思わない？」と言い出しました。衛生士のシャーロットの口の中にたまたま歯がない場所があったので、即席で手術が執り行われることになりました。今考えれば大したライブオペではなかったのですが、不思議とその時集まっていた人たちはあまりインプラント手術自体を見ていなかったせいで、すごく勉強になったと言って喜んでくれました。こんな些細な経験が、英語に自信がなかった私を大いに励ましてくれるかたちとなりました。

この頃になってつくづく感じたことは、留学に行く日本人の中で語学に対するコンプレックスに圧し潰されて、本当に自分がしたいこと、自分が得意なことまで一緒に圧し潰してしまっていることが少なくないということです。私の場合は、幸いに周りの皆の気遣いに支えられて、私の得意なことや私の性質を表現できる機会をあえて作ってくれていたのだろうと思います。そうすることで仲間に入れてもらえていたと思います。本当に良い仲間たちでした。今から一五年前の私の留学時代の経験の一部ですが、少し大人になって振り返ると、器の大きなテイラー教授の下にいる人たちだから皆心温かかったのかもしれません。


私の留学期間中、フランチェスカとともに仲の良かったマイクがインプラントフェローの卒業を迎えました。私は補綴科全員が集まる卒業パーティにて、全ての医局員の診療中の写真を撮りためておき、音楽にのせたムービーを作成して、持参したプロジェクターとスピーカーで映写してみせました。その時の写真集は、卒業するマイクたち三名と医局員全員のためにCDに焼いて渡しました。

ムービーの上映中、皆互いに笑い、時に涙を流し、皆が一つになって肩を抱き合い、良い思い出作りができたのではないかと思います。パーティが終わって、外へ出ると、マイクが近づいてきて「ユキ、、。〇〇〇〇・・・・・」と何か言ってくれました。私は、にこやかに笑いながら、でも何を言われたのかわからなかったけれども、「イエ〜!!」と楽しげに答えました。するとマイクは「ユキ、本当に理解してる？　おれの言ったことわかった??」「・・・・ん、、わかんない・・」するとマイクはもう一度ゆっくりと話してくれました。「あのね、おれは、三年の課程の中で、ユキが来てからの最後の一年間が一番楽しかったんだよ。本当にありがとう。」「・・・オウ、理解したよ。マイク、ぼくも楽しかったよ。いろいろと世話になったね。ありがとう。」本当に、素晴らしい経験でした。

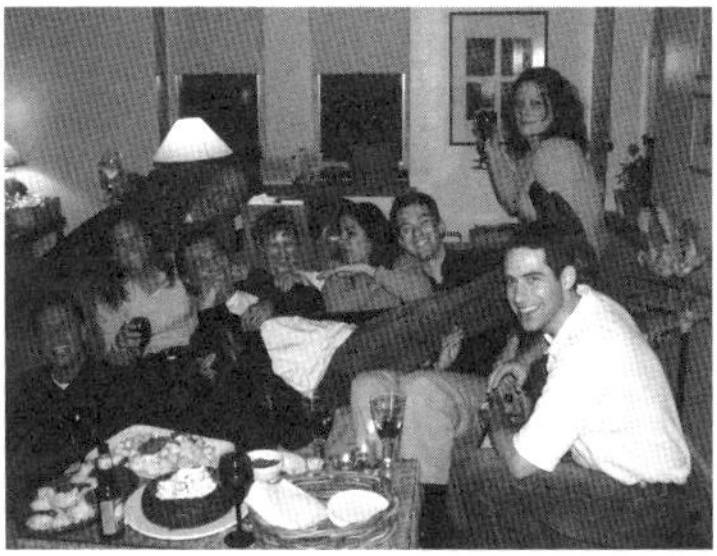
クリニック6の仲間たち

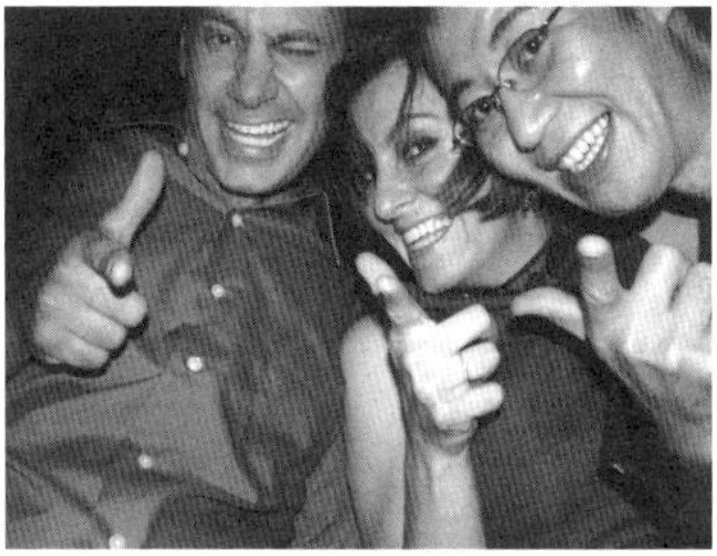
左からマイク、フランチェスカ、著者

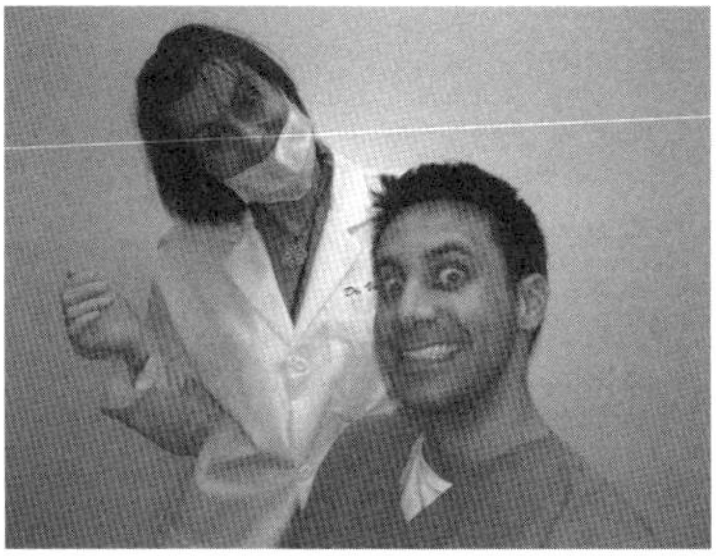
もっとも仲良くした仲間。
フランチェスカとマイク

新しいセラミック材料、ジルコニアインプラントにかけた夢

ＩＴＩスカラーで留学している一年あまり、私は主に新しいインプラント表面の研究チームに入って研究させてもらいました。この当時は、今でももっとも良くできたインプラント表面性状として知られる、ＳＬＡ表面（サンドブラストしてから酸でエッチングした表面）が一般に流通し始めて三年あまりの状況でしたが、コネチカット大学を含め世界の六ヵ所のマルチセンターで、さらに骨との反応を早くする生体活性表面の研究がスタートし始めていました。

後に、六ヵ所のマルチセンターの中からもっとも結果が良かった水酸化処理の研究が、現在の水酸化したＳＬＡ表面の誕生に繋がっていくことになります。留学中に私は大学内での研究とは別に、ジルコニアインプラントの開発を独自に思いつきました。それはある一本の論文からヒントを得ました。その研究ではさまざまな材料を用いて、チタンも含めどの材料がインプラントとしてふさわしいかを研究したものでした。その研究結果の中で、ジルコニアがチタンとほぼ等しい骨統合（オッセオインテグレーション：骨とチタンがくっ

つくこと）が得られていることが結果として示されておりました。結論では、チタンがもっともインプラントとして優れているという内容で終わっておりましたが、二〇〇二年当時はインプラントの審美性がトピックスとして注目を集めており、すでにインプラントに装着する土台のアバットメントについては、ジルコニアの応用は話題になり始めておりました。しかし、インプラント自体にジルコニアを用いるということはほとんど試されていない状態だったのです。

私は審美性が関係する前歯の部分においては、白色のインプラントが有用となり得ると信じ、留学前に日本で一緒によく仕事したハローデンタル（歯科技工所）の森田春紀さんと関山治樹さんに協力してもらって、日本のある小さな工場でジルコニアインプラントの作成をお願いしたのでした。まず、最初に問題として立ち上がったのが、一〇ミクロン以内の精度で作り上げるためにはモデルとなるインプラントを二〇〇倍まで拡大して形状をスキャンしなければならないこと。そして、その削り出しに二四種類ものダイヤモンドバーを用意しなければならないということでした。しかも相手は非常に硬いセラミック材料のジルコニアなので、ダイヤモンドバーとはいえ、消耗が激しくすぐにダイヤモンドバーの先端を交換するため、費用が相当にかさむ話となりました。

何度か試作品を作りテイラー教授に見せても教授は納得しませんでした。三度目の試作品が私の手元に届き恐る恐るテイラー教授に見せると、もろ手を挙げて「ワンダフル！素晴らしい！」と認めてくださいました。さっそく来週出張に行った先で、ある会社の開発マネージャーに見せると言ってくれました。私は、「これが将来のジルコニアインプラントになる日が来るかもしれない！」という思いを胸に、テイラー教授に試作品三本を渡して全てを委ねました。

一週間後、テイラー教授は出張から戻り、「ユキ、彼らもすごく興味を示していたよ。すぐにユキに連絡するよう話しておいたから楽しみにしてくれ！」と親指を立てて最高の笑顔でウィンクしてくれました。それから、二週間が経過してもなかなか本社からの連絡は来ず。

テイラー教授からの催促の連絡にも何の返事もなく、一ヵ月が経過してしまいました。そして、いくら待っていても連絡が来ないままスカラー留学最後の日本への帰国の日となってしまいました。再度テイラー教授からは催促してもらいましたが、結果は同じでした。

帰国前、マイクにその旨を伝えたら、「ユキ、パテントは抑えた？」「いや、パテントって何？」「はあ〜、特許だよ。多分やられたな。」「えっ！」「アイデアを盗られたってことだよ。」「私はＩＴＩスカラー留学生なんだから、いくら何でもそんなことはしないだろう。テイラー教授から頼んでるし。」と言ってはみたが不安を胸に帰国しました。日本に帰国してからは、セミナー講師に追われる日々を過ごしていましたが、ジルコニアインプラントのことは胸につかえて忘れ得ぬまま過ごしていました。

一年あまりが過ぎた二〇〇四年。各国代表のＩＴＩメンバー向けのＩＴＩセミナーがスイスのジュネーブで開催され、勝山英明先生とともに参加しました。それは、開発中の新たなプロジェクトについて紹介する内容のセミナーでした。私はそこで人生最大の打撃を味わうことになったのです。

新しい開発製品が次々紹介され、最後に今開発中でこれからの革新と題されてスライドに出てきた写真に写っていたものは・・・。なんと、私がテイラー教授を通じて渡したあのジルコニアインプラントそのものだったのです。そして、ＩＴＩを代表する教授の一人とともに研究開発を進めていると。私はその場で震えが止まらないほどの怒りと失望感に苛まれました。若者の夢をこんな簡単に踏みにじってよいのか。

私はそのＩＴＩを代表する教授のことを尊敬して憧れ、その時点まで神のように崇めていましたが、全ては崩れ去りました。ＩＴＩセミナーが終わっても私は呆然として、遠いジュネーブで心の底から一人にしてほしかった。思い切り泣きたかった。しかし、そうもいかず、気持ちを奮い立たせて、セミナー終了後、連絡が一向に取れずに初めて会うことになった、あの開発マネージャーに直接話しかけました。

私は彼の肩を叩いて呼び止め名刺を渡しました。彼は笑顔で「オ～、ナイス　トゥーミーチュ～！」しかし、名刺に目を凝らした瞬間、彼の顔が強張り青ざめました。何でここにいるのといった動揺を隠せない様子でした。その場では、なかなか連絡できなくてすまない。また今度連絡すると言っていましたが、全てを知った私はただ一つだけ言い残しました。「私はＩＴＩスカラーとして留学していましたが、名前は誰も知らないでしょう。Ｉ

ＴＩの著名な方と組めばあなた方にとってメリットが大きいのでしょうね。しかし、若者の夢を潰したことは知っておいてください。それから、セラミック素材であるジルコニアインプラントの表面を、チタンのＳＬＡ表面と同じにすることは難しいでしょう。それは私がコネチカット大学にいる時、実際にチタンに対する酸エッチングでなく、セラミックであるジルコニアに対しては、アルカリエッチングして同じような表面を作れないかと数多く試験しました。白いジルコニアインプラントは、審美的に有用性が高いですが、骨と結合するスピードがチタンのＳＬＡ表面と同等になるようなインプラント表面に完成させなくては、現代のインプラントとして認められないでしょう。」

私は怒りが収まりませんでしたが、彼に直接言いたいことを伝えられたことはよかったと思いました。しかし、裏切られたような失意の気持ちは何も変わらず、せっかく遠くジュネーブまで来たものの、街のどこへも立ち寄る気持ちになれず、冷え切った面持ちで、通りの反対車線に走り来るタクシーに手を挙げて走り寄り、空港へと向かったのでした。

第二章　私の幼少期〜大学院時代

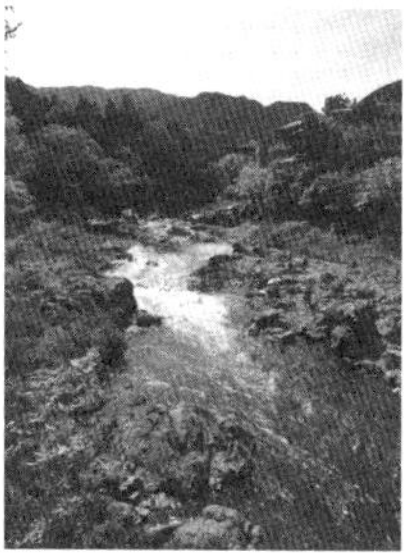

奥多摩の渓流、多摩川。東京湾へとそそぐ

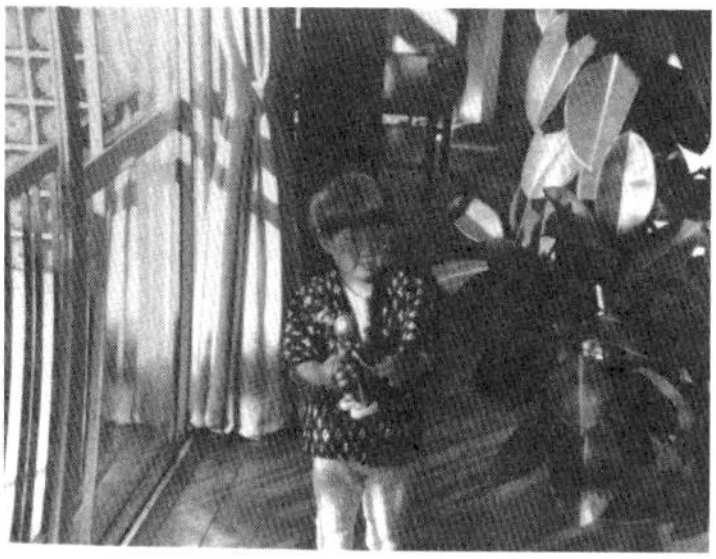

幼少期の著者

私の幼少時代

私は一九七〇年二月十日に、高橋家の次男として、東京、山梨、埼玉、神奈川の一都三県の狭間に位置する、東京都西多摩郡奥多摩町という田舎と言うよりは、むしろ自然豊かな山間部で生まれました。奥多摩町は、過去には神奈川県や山梨県に属していたこともあるような県境で、人口六千人ほどの年々過疎化が進む至極小さな町です。

謂われによれば、武田信玄軍が戦で負け、江戸から山梨への帰り道に、落ち武者の一部の人々が、奥多摩町を気に入って住み着いたなどとも言われています。

そんな奥多摩町のたった一軒の歯科医院が私の実家で、町で歯医者といえば、我が家のことだと誰もが知っていました。高橋家は代々医者の家系で、祖父の父が信州で坂の上の大きな病院を営んでいましたが、多くの患者のつけ払いによる負債があるまま急死したため、病院は赤札を貼られて、信州から追い出されてしまいました。さらに古く歴史を遡っても、私の先祖は岡山で医者をしていたらしく、ある時、電気や水道もない信州の土地に、町おこしのためにやってきた三家のうちの一家が高橋家だったと聞いています。祖父の父が急死した時、祖父は日本歯科大学に通っていて、卒業後は荻窪でしばらく間借りして診療をし、信州の坂の上の病院の借金返済に明け暮れたそうです。信州に戻れない祖父の心中は、さぞかし寂しかったろうと思います。借金はすぐに返済できるわけではなかったようですが、元々自然が好きだった祖父は、その当時まだ汽車も通っていない、山奥の奥多摩町へ人力車を使って赴き、祖母とともに暮らす新たな移住の地を探し求めたのだそうです。奥多摩町への移住後も、祖母は定期的に借金返済のためだけに信州へ赴いていたと言います。

祖父も祖母も信州では名家の生まれ育ちで、学校へ人力車で送り迎えされていたほどの、田舎のお坊ちゃんとお嬢さんだったそうで、二人が信州の地を離れざるを得なかったことへの無念さと、借金返済のために、定期的に信州へ赴いていた元来気丈な祖母の悔しさが、いつしか、小さな私の心の奥底にも定着したのでした。

私は、祖父が亡くなったちょうど一〇ヵ月後に誕生した子で、祖父の生まれ変わりとよく言われたものでした。もちろん、実際に会ったことはなく、祖父のことは仏間に飾ってある白黒写真と、生前有名な彫刻家のモデルとなって作ってもらったという、等身大のブロンズの胸像が私の知る祖父の全てでした。時折、祖父は生前どんな人だったのかと、ヒンヤリとした冷たい祖父のブロンズ像を、指でなぞって想いを巡らせました。

奥多摩町で生まれ育った私の親父さんも、祖父の後を継いで日本歯科大学卒業後に歯科医師になりました。ただ一人の町医者として、長年奥多摩町を愛し、今でも八一歳で元気に診療しております。

奥多摩町は、非常に切り立った杉の岩山が眼前にそびえ立つ地形が特徴で、ご近所といっても山の麓の高いところに住んでいる人もいれば、多摩川の渓流に寄り添う低いところに住んでいる人もいて、私の家はちょうどその中間の高さに位置する場所にありました。私は幼い時「あの山の向こうには何があるのだろう。きっと、大都会があるに違いない。」と勝手に想像を膨らませていました。小学生になってから、初めて長く続く山間を走る電車に乗って、奥多摩駅から三〇分程東に位置する青梅駅に到着した時には、駅前の大きな長崎屋デパートの屋上に、立派にそびえ立つ鳩の看板を見て、ここがきっと日本で一番都会なのだろうと真剣に信じていました。

そのような、私の幼少時代の天然仕込みの純朴さは、折りに触れて高橋家の小さな伝説となっていて、上野動物園に連れて行けば、帰り際に階段の上から親の手を引き、「下の動物園も行きたい！」などとグズっていたと言うし、魚の絵を描かせれば、海にアジの開きが何匹も泳いでいたり、「ゆきひさ君は、将来何になりたいのかなあ⁉」「ぼくは、大きくなったらカブトムシになるんだ！」など、周りの人を瞬間冷凍するのがお得意だったそうです。

何はともあれ、その後、私の都会に対する認識は、立川、吉祥寺、新宿へと、東へ、東へ訂正されて、高校生になる頃には、真の大都会・新宿の歌舞伎町で一人映画を見に行くのが密かな楽しみとなりました。といっても、映画を見に行くと言う目的だけでもなく、未成年が見てはいけないような広告チラシや看板、ピンク色のドレスを着た派手なお姉さんなどが、街中をわが物顔で闊歩しているなどとても刺激的でした。

ある時には、狭い路地を歩いていた際に、人が一人やっと通れるほどの狭い急階段から、白い上下のスーツにサングラス、パンチパーマをあてがった、絵に描いたような怖い形相のお兄さんが、意気揚々と通りに踊り出てくるなり私とぶつかって転がってしまったことがありました。お兄さんはすぐに立ち上がると、ズレ落ちたサングラスそのままに「馬鹿ヤロ、このヤロ、どこ見て歩いてんだあ!!　あ〜ん！　あ〜ん!!　あ〜〜ん!!!」と大声で私の顔一〇センチまで近づき、執拗に何度も下から睨みつけて絡んできました。すぐさま「あっ、前見て歩いてました。すいません。」「あ〜ん？　前だあ？　ふざけんな。このやろ、このクソガキが！　チッ！」と言い捨てて鼻歌歌いながらフラフラと立ち去って行きました。その時は怖いようなちょっと笑えるような。どことなく情緒ある歌舞伎町が好きになってしまった経験でもありました。

アメリカ留学した際に写真撮影に没頭し、帰国後、何をテーマにどこを撮ろうかと思っていた際、ふと、歌舞伎町を撮ろう！と思い至ったのも、この頃の刺激的な思い出に突き動かされてのことだったのでしょう。奥多摩の地形や風土が私の幼少期に与えた影響は、少なからず大きかった気がします。我が家の玄関の扉を開けると、眼前に壁のように岩山がそびえ立ち、屏風岩と呼ばれる岩壁をクライマーたちが登っているのを玄関からいつも眺めていました。〝苦難は必ずあるもの、それを乗り越えなければ、山の向こうに何があるのか知ることはできない〟と言われているような気がしていました。

今では過疎化、高齢化が進んだ町になってしまっていますが、私が幼い頃はまだ町の子どもたちもたくさんいて、毎日がにぎやかでした。私の通っていた氷川小学校の一学年が六〇人で、全校生徒数が三六〇人程度でした。今では全校生徒が八〇人くらいなので今に比べれば多かったのです。

現在、私は母校の氷川小学校の学校歯科医として、子どもたちの歯科検診に行っています。学校歯科医を親父さんから引き継いで、三〇年ぶりに白衣をなびかせ氷川小学校の校門をくぐり、大きな校庭を進むと、小学校時代に走り回った坂や遊具がそのまま残っており、砂利石の校庭も当時のまま、タイムスリップした感覚になるのと同時に、すれ違う年配の教諭から丁重に頭を下げられ挨拶されると、自分が年齢を重ねた大人に見えているのかなと、一瞬、顔を触って確かめたくなるような妙な感覚に襲われました。校舎の玄関を入り、スリッパに履き替えると、廊下は新しく木造で改築されていました。それもそのはず。何せ三〇年の時間の隔たりがあるのです。歯科検診を行う保健室に向かう途中、廊下の壁に陳列して飾ってある、初代からの歴代卒業生の集合記念写真に目を向けながら廊下を進んでゆくと、白黒写真からカラー写真に移り変わった年代の卒業記念写真の中に、小学六年生の私がいました。しばらくその場で足を止め、同級生や当時の担任の先生を眺めてずいぶんと懐かしかったことを思い出します。あることがきっかけで、幼少期から三五歳までの全ての写真をずいぶん前に失ってしまっていた私にとって、三〇年前の私自身に写真の中でとはいえ、突然出会った感覚は感動よりもむしろ不思議な感覚でした。

保健室の前の廊下に並ぶ子どもたちの「こんにちは！　よろしくお願いします！」の元気な声で、幼少期の記憶から呼び戻されて「はい、こんにちは！」と足早に保健室へと廊下を進みました。私が卒業した年から現在までの卒業記念写真を横目に、足早に流し見してゆくと、年々生徒数が減ってゆくのがわかり、一瞬にして三〇年間の軌跡を見た思いがしました。保健室に入ってゆき、女性の先生から今日の検診内容と検診する子どもたちのことを簡単に聞くと、さっそく最初の子が入ってきました。一生懸命に大きな声で自分の名前を告げると、「よろしくお願いします！」そして検診が終わると「ありがとうございました！」と大きな声で挨拶をして保健室から出て行きます。男の子も女の子も一貫して同じように、全員礼儀正しく元気でした。

私は母校の子どもたち一人一人の口の中を眺めながら、何のために歯科医師になったのかということを改めて考えさせられました。具体的に何ができるかではなく、歯科医師とはどのようにあるべきか、という根本的なことでした。どんなに歯科の専門性を高めようとしても、まず医師としてどうあるべきかの根本理念が定まっていなければ、決してその上に積み上がるものではないということ。小学校を卒業して三〇年以上、いろいろと経験し学んできたつもりでしたが、歯科医師が何のために存在するのか、という根本的なことについて改めてこの子たちから気づかされた経験となりました。

親父さんという人

私は、親父さんから叱られたことがありませんでした。それは、私の出来が良かったからなどではなく、もの静かで何も言わない人なのです。その分、お袋さんには、ヤイノヤイノとよく叱られました。

私が悪さをしたり言うことをきかないと、我が家では夜だと決まって真っ暗闇の診療室に放り込まれました。何をして閉じ込められたのかはまったく記憶にないのですが、真っ暗な診療室に入れられて、「開けて！　開けて！」と泣き叫んでも一向に鍵を開けてくれませんでした。泣き疲れて扉の傍に座り込むなり、窓から差し込む薄ら月明かりに照らされた、ガラス戸棚の中の本物の骸骨と対面した日には、もう、「ギャー!!」とばかりに死にもの狂いで扉を殴り、顔から体当たりで大騒ぎ。お袋さんがようやく扉を開けてくれた時には、乳歯が飛んで口中血だらけ、鼻血と涙でグシャグシャの私が、血相を変えて暗闇から飛び出してきて、お袋さんまで「ウギャー!!」なんて驚いていました。

生まれ育った奥多摩の我が家は、昔によくありがちな家庭と診療室が扉一枚で隔てられているだけの、扉を開ければすぐ診療室といった作りでした。診療室のユニットは二台で、オサダ電機の空色のユニットを長年使っていたのをよく覚えています。毎朝八時すぎになると、表の通りには患者さんが診療室入口の前にずらりと並び、毎日二台のユニットで夜九時すぎまで、親父さん一人で七〇人以上の患者さんを診察していました。

我が家では家族全員で一緒に夕食をとることが、お袋さんによって決められていましたので、少々肥満だった私は毎日腹が空いてまいりました。親父さんが診療を終えないと、私たち家族は皆飯を食えなかったのです。いつ仕事が終わるのかと診療室の扉を少しだけ開けて、そこに座り込んで親父さんの診療をジッと眺めていましたが、体格のいい肉体労働者風の男の人なんかが、歯を抜く痛みに耐えられずに本気で泣きながら診察室を出て行くような姿を目にすると、なんであんな大人が泣くのだろう、なんて思っていましたが、今考えれば、親父さんは麻酔もろくに効かないうちに「男なんだから頑張れ！　エイ！」なんて具合に歯を抜いていたのでしょうね。まあ、昔は局所麻酔薬もあまり効かなかったのかもしれませんが、いずれにしろ、昔の患者さんたちはすいぶんと逞しかったですね。いい意味でも悪い意味でも、歯医者と聞くと震え上がるイメージがついたのは、まさに親父さんたち世代の功績です。

親父さんと患者さんとの会話は「入れ歯はどうだったかな？」「先生、きれいに入って何でも食べられるんだけど、お肉だけ食べられないの。」「ああ、そう！　じゃあ、お肉は食べなきゃいいんじゃない⁉　痩せるよ。わっはっはっは！」とまあこんな具合でした。

そんな親父さんでも、入れ歯をいじくっているのは好きなようで、患者さんに入れ歯を装着する時の目はいつも真剣でした。親父さんはよく、お金を頂いて、なおかつ「ありがとうございました。」と言ってもらえる職業はなかなかないからな。ありがたいよと言っていました。

ありがたいと言えば、奥多摩町という土地柄、患者さんたちはいろいろな物を持って来てくれました。ワサビ、山菜、ご自分の家の畑で作ったというサツマイモや大根、自家製のこんにゃく、それから饅頭なんかも持って来てくれました。一番親父さんを驚かせたのは、診療椅子に座るなりさっき下の川原で釣ってきたんだと言って、ビショビショに濡れたポケットから、二匹の生きた魚がピチャピチャ勢いよく飛び出してきて、親父さんに手渡そうとしていたのには、「おお〜〜う！　立派だ〜なあ〜〜！」なんて言いながらも少々参っている風でした。まあ、それもこれも患者さんの親父さんに対する気持ちということで、幼心にもそんな患者さんから慕われる親父さんの背中は大きく見えました。

親父さんの診療スタイルは、基本座位で患者の椅子を少しだけ倒し、左腕の裏面で患者の額を押さえて、左手を上から歯科用ミラーで口の中を覗き込むようなスタイルでした。私も子どもの頃は、たまに親父さんに治療してもらったことがあるのですが、左腕で額を押さえつけられると、不思議とこの人のされるままに従わなければいけない心境に陥ったことを記憶しています。そして、口をポカンと開けたまま、マスクの上からキラリと光る親父さんの真剣な眼差しを眺めていると、子供心にも尊敬と男らしさを感じたものでした。

今になって考えてみると、きっと私の大きく穴の開いた歯の中の虫歯をホジクって、セメントを詰めていただけなのでしょうけれども。でもまあ、患者さんからすれば、そんなことは問題じゃなくて、この人を信頼している、この先生に診てもらいたいと思えるところは、意外にもこんな間近で見る真剣な眼差しに惚れてしまったことで、ついてきてくれるのかもしれませんね。

現在の医療技術や学生の学力は昔に比べればはるかに進歩しましたが、患者さんたちから望まれる〝先生らしさ〟は、親父さんたち世代の先生の方がずっと〝先生らしさ〟を身につけていたかもしれませんね。しかし、昔は患者さんが多くて大変だったようですね。二時間以上待たせても診るのは五分、なんてよく言われていましたからね。親父さんが祖父の後を継いでやり始めた頃は、一時期祖父と二人でやっていた時期もあったようで。

その頃は、奥多摩なんて田舎の町でも、もう一軒歯科医院があったようでした。一時は、祖父よりもそちらの歯科医院の方が、患者さんが多かったようで、若かった親父さんはそれが悔しくて頑張ったのだそうです。そちらの先生はずいぶんと短気だったようで、患者さんが「入れ歯が合わない。」なんて言おうものなら大変。カッとなった先生は「入れ歯が合わないのはお前の口が曲がっているからだ！」と怒鳴りつけると、診療室の表玄関の扉を開けて通りに入れ歯を投げつけたそうです。まあ、そんな調子の先生に比べたら、きっと親父さんはさぞかし優しくてハンサムな若先生に見えたことでしょう。あっという間に患者さんたちは、うちの歯科医院に来るようになったそうです。その後この先生は亡くなって閉院し、ウチだけがまた町で一軒の歯科医院になったのでした。

私が歯科大学を卒業して大学院に通う頃、遊び賃欲しさに親父さんを手伝って、奥多摩の歯科医院でバイトした時期がありましたが、会ったことのない祖父の治療が、たくさん患者さんたちの口の中に残されていました。私が若かったので、その頃はあまり感じなかったのですが、今思えば素晴らしい仕事をしていました。年配の方はご存知かと思いますが、開面金冠なるものがありまして、いわゆる〝額縁〟と俗に呼ばれるものですね。これは基本的に前歯にしかやらない被せ物なのですが、開面とは文字通り前歯の表面は削らずそのままで、歯の隣接面と尖端部のみ少しだけ切削して被せ込む金冠のことです。祖父の時代には、金を叩いて板状にし、歯の表面と裏面で別々に、二枚の金の板を叩いて形状を合わせ、表面と裏面を模型上でピタリと合うようヤスリで調整した後に、針金で十字に固定して鑞着する技術がよく用いられていました。これはまさに親父さんも認める職人技だったそうで、親父さんの時代には、すでにこの職人技を教育されることはなかったそうです。そうした素晴らしい祖父の職人技で製作された開面金冠や縫成冠が、奥多摩の患者さんたちの口の中にたくさん残っておりましたが、若かった私は感慨に耽ることもなく、除去していわゆる全部鋳造冠に交換してしまったりしておりました。なんてもったいないことをしたのだなどと、今頃になって後悔しております。それでも、患者さんの口の中で、祖父に出会えたようで幸せでした。

親父さんはそうした職人気質の祖父の後を継いで、コツコツと小さな歯科医院を、長年大きな病気もせず守ってきました。よくもあんな小さな歯科医院だけで、兄と私を歯科大学に入学させ、卒業までさせてくれたなと、驚きとともに感謝の気持ちで一杯です。親父さんと言う人は、「～したい」ということを聞いたことがないほどの欲がない人で、歯科医師となった兄や私にも、「こういう時はこうすべきだ」とか、歯科医師としてどうのこうのといった、父として息子たちに偉ぶる風も押し付ける風もまったくなく、ただただ何も言わず、真っ直ぐに伸びるしなやかな草木のように、凛とたたずむような人です。それは今現在も変わらず、真にそういう人だと言えます。私のような、あれしたいこれしたいといった、貪欲と野心の固まりのようなところは微塵もなく、ある意味、なぜこの親父さんからこんな私が生まれてきたのだろうと、自分でも不思議に思えるほどに、親父さんは〝宇宙の波動と共鳴した、まさに自然体のお人柄〟なのです。私も大いに見習わなければなりません。

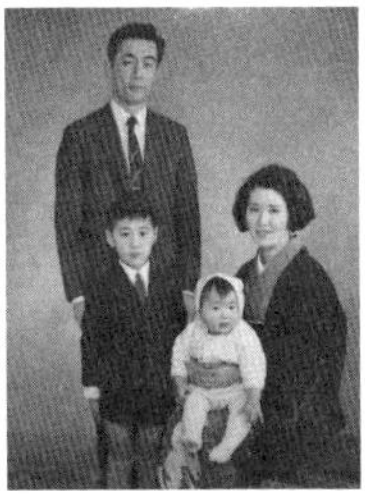

若かりし頃の親父さん、
お袋さん、兄、著者

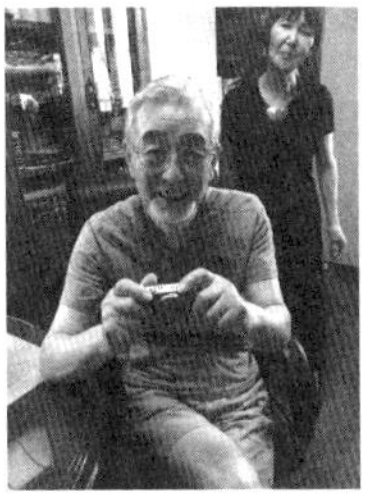

親父さん81歳、お袋さん78歳

次男気質

私が中学受験のため、勉強らしい勉強を始めたのは、小学校の四年生頃からでした。お袋さんから〝ドリル〟と書かれた分厚い参考書を与えられ、奥多摩の家の台所のテーブルに座らされ、お袋さんが夕飯の支度をしている間、練習問題を解かされていました。

すぐ隣には茶の間があって、兄がウルトラマンや仮面ライダーを見ていると、ドリルから目を離し、お袋さんの目を盗んで横目にテレビを見てサボっておりました。お袋さんは、サボっている私のことなんかお見通しでした。また、祖母にテレビの音を小さくしてと言っても、「兄や妹がテレビを見てるから。」と祖母はお袋さんの言うことは聞きませんでした。するとお袋さんのマナ板を叩く包丁の音は、タッタッタッタッタ!!!と次第に大きくなり、茶の間に背を向けてマナ板を打つお袋さんの背中から湯気が立ち上がってきました。私は子供心にも「やばい!」と思った瞬間!! お袋さんは、突然私の方を向き直り、包丁片手に私のところに走り寄るなり、「やりたくなければ、やらなくていい!!」と血相を変えて私から〝ドリル〟をむしり取り、今開いていた〝ドリル〟の見開きページに包丁を突き立てて、ギリギリと歯ぎしりしながら、真っ二つに切り裂いてしまいました！　私は呆然としながら目を見開き、ゴクリと喉を鳴らしてお袋さんを見つめることしかできませんでした。包丁片手のお袋さんに睨みつけられて、次に出てきた言葉は、「すごく、、やりたいよ、、。」でした。その日以来、今に至るまで、私は〝ドリル〟と聞くと、包丁で切りつけられる恐怖の言葉の響きとなっております。まあ、今考えれば〝嫁と姑の確執〟みたいなものだったのかもしれないですけど、子どもにあれは、いけませんでしたねえ、お袋さん！

私は高橋家の次男でしたが、次男というのはなかなか要領がいいといいますか、ズルいというようなところがあって。小学生の頃は、友達と外で遊んで帰ってくると、少～しだけ、ほんの少～しだけ、門限の時間を過ぎてしまうこともあったわけです。やっぱり、男同志の付き合いとかあって、〝缶蹴り〟ですがに鬼やめするわけにもいかず、最後までキッチリ、ケリをつけてから帰ってくるわけです。

そして、日も暮れかけた頃、家に帰ってくると、玄関の隣の台所の窓からお袋さんのマナ板を叩く音が聞こえてきて。玄関扉のノブを右にそっと回してみると、やっぱり！　鍵をかけられているわけです。私は、兄が同じように鍵をかけられて閉め出された時の模様を以前見ておりましたので、というのは、兄は鍵をかけられると、必ず玄関の扉を背にして、体育座りで悲しそうに下を向き、「ごめんなさい・・・。」と言って開けてくれるまで待っていました。私は、それがわかっていたので、まず、兄と同じように扉を背にして体育座りをし、うつむいて「ごめんなさい・・・。」と言って座っておりました。お袋さんは、マナ板を打つ手を休めると、台所の窓からこちらを伺い、兄と同じく、反省するまで外に座らせておくいつものパターンでした。

私は、一度お袋さんが私を確認した後、そっと、立ち上がって、忍び足で診療所の玄関へ回り込み、待合室を通過しつつ、患者さんから「あら、ゆきひさ君！」「あっ！　こんちは！」と軽く会釈しながら、診療室にいったん入り、親父さんとスタッフの方たちがあくせく診療に追われているのを横目に内扉から家の中に侵入し、階段をそっと昇って子供部屋の二段ベッドの梯子を昇って隠れたりする悪い次男でした。

最初はお袋さんをちょっとびっくりさせるつもりでそのようにしたのですが、缶蹴りの鬼が長かったせいか、知らぬ間に眠りについてしまいました。一方、お袋さんは、しょうがないな、そろそろ開けてやるか、と台所の窓から玄関の外を覗き込んでも、私が見えず、あれ⁉　と慌てて玄関を開けて外を捜しても私がいなくなっていて。

すでに外は真っ暗。奥多摩の夜は、ポツリポツリとした街灯の薄ら灯りだけなので、お袋さんは私が行きそうな友達の家に電話しても、どこへも来ていないと言われて慌てふためいていました。あげくに、警察署に行き、警察が総動員で山や川原を徹底捜索することにまでなってしまったのでした。親父さんやスタッフの方に話しても、「んん〜〜ん、知らな〜いと。」皆首をひねるばかりで、私がすり抜けて行ったことなどまったく気がついておらず。私は二段ベッドの上で寝ているから、誰もわからなかったわけです。警察は山や川原、学校へも行ったが手がかりなし、ということで、皆途方に暮れてしまいました。と、そこで、兄が二階から階段を走り降りてきて、「ゆきひさ！　いた!!!」お袋さんは、「どこにいた!!?」「寝てた!!!」「え!!?」皆で二階に走り上がり、子供部屋に入ると、大きなイビキが鳴り響いていました。「ゆきひさ！　いい加減にしなさい!!」私が目を覚ますと、二段ベットの手すりの隙間から、大きな大きなお袋さんの顔が睨みつけていました。「あっ、ちょっとだけ、寝ちゃった。」

とまあ、このように書くと、私のお袋さんがただの怖い人みたいに映りますけど、お袋さんのことは照れで素直に書けないわけですね。小さな頃、二言目にいつもお袋さんから言われていたことは、「ゆきひさ、一にも二にも感謝！　聞いてるの!!」「わかった。感謝、感謝!!」「感謝は一回でいい！」「わかった、わかった！」「わかったも一回でいい!!」「わかった、わかった、わかったって!!!」というのが次男気質なわけです。そして、いつも事後報告の性格も次男気質で、というか単に私の性格なのかもしれませんが、何事も自分で決めたことを阻止される前に全てやりきってしまって、「お袋さん、おれ、こうしたよ」何でも把握したいお袋さんの性格からすれば、いつも歯ぎしりする思いで。「何でそういう大切なことを事前に相談しないの！」と言われると決まって、「だって、言ったら反対したでしょ。」と言う何とも可愛げのなさ。こんな可愛げのなさは大学院に行くくらいまで続いていましたかね。「お袋さん、おれ、大学院行くことになったよ。」「えっ！　何でそういう大切なことを事前に相談しないの!!」「だって、言ったら反対したでしょ。」今はお袋さんも七八歳。私も少しは大人になったらしく、少々、お袋さんをいたわれるようになりました。

昭和初期の軍人教育さながらの中学時代

幸運にもお袋さんの〝ドリル〟教育が功を奏して、日本大学第二中学校（日大二中）に合格しました。

日大二中・二高は、東京都杉並区にある中央線の荻窪駅から徒歩一五分ほどの所にある学校で、中学校は男子のみ、高校は別学の学校でした。中等部校舎、高等部男子校舎、女子校舎はいずれも同じ敷地内にあり、昼休みになると決まってトイレは大混雑し、女子も男子も胸ポケットからブラシを出して髪を整え、皆が共有する中庭を通って、食堂へ向かうのでした。風の強い日などは、校舎玄関扉を出るなり一瞬で、せっかく整えた髪も無惨にも吹き乱されて、食堂に入る頃には、皆、髪ボッサボサになっていて。仕方なくまた髪を梳かすから、食堂のトイレまで大混雑。中学生男子まで、高校生のお姉さん方に気に入ってもらおうとトイレに駆け込んでいたわけです。

というわけで、中等部は二年生まで「全員、坊主!!」という色気の出る余地のない軍人扱いとなったのでした。私が入学してすぐにその制度となり、ある日、五分刈り命令が発令されました。それまで、サラサラヘアーが自慢だった私は、「え〜〜っ」と思いましたけれども、翌日には五分刈りにし、ただ救いは、中等部は海軍兵士みたいな帽子があるので、それを皆かぶり、坊主っくりをうまいこと隠せたのでした。ところが不思議と、坊主っくりになると、色気など急速に失われて、世のため人のためといった気持ちになってくるものでして。

電車でおばあちゃんが乗り込んでくると、サッ!と立って、「どうぞ!」「まあ、なんて優しいのかしら、ありがとうね。」なんて言われようものなら、毎日、おじいちゃんおばあちゃんがいつ乗ってくるかと、一時間の通学車内の中で寝ることもできず、落ち着かずにキョロキョロとおじいちゃんおばあちゃんばかりを探してしまう自分がいたのでした。やっと見つけたときには、「あっ!　来た!」サッ!と立って、「どうぞ!」よい学生を演じることに快感を味わっていたのでした。そのうち、最初から立っていればいいことに気づき、坊主っくりは立っていてこそ男らしい!　みたいな自分へと変わっていったのでした。

中等部の〝坊主っくり制度〟に輪をかけて行われるようになったのは、〝尻ピン制度〟。これは、本当に止めてほしかった!　全ての先生が〝尻ピン棒〟を持っていて、悪いことをした奴や、忘れ物をした奴、授業中ふざけていた奴など、教壇の前に呼ばれて皆の前で、パシッ!!　と尻ピンされるわけです。これはもう、文字では表現できないくらいの痛みで、しかも、先生たちは皆自分仕込みの〝尻ピン棒〟を持参していて、角材の先生もいれば、朝顔のツルが巻き付く緑の鉄竿の先生もいたり、太い青竹棒の先生もいて、私ら生徒たちは、「箱セン（箱根先生）の角材が一番やばいよなあ～」「おれは、コモリ（小森先生）の鉄棒がシナルから痛えよお。」とか、昼休みはそんな下級歩兵の集まりのアホな話題でもちきりでした。

しかし、私も一通りやられていましたが、宿題を三つ出されて、三つとも家に忘れた日は悲惨でした。カバンに入れたつもりだったのに、「・・・やばい。忘れた！・・。」「はい！ゆきひさ！　尻ピン三発!!　尻を突き出せ～！」一発でも強烈なのに、三発はもう、拷問の扉が開きかけている感じです。例えて言うなら、叩かれた瞬間はまったく痛みを感じないのですが、一、二、三秒後に尻を火炎放射される痛みが襲ってきて、同時に胃がネジレ曲がる痛みの感じです。これはもう、「なんで胃に来るの～。」という感じでして。教壇で叩かれた後、ほとんど全ての生徒は、廊下へ駆け出し、校舎を飛び出て、また走り戻って来るみたいになっておりました。それを三発というのは、もう、想像を絶した天文学的な数字、気の遠～くなる、聞いただけで卒倒する数字なのです。しかも、「パシッ！」といい音がすればよいのですが、箱センの角材の角で叩かれると、音がしないんです。これが最高に激烈で、尻の肉を貫通して骨に直接ヒビが入る感じです。脳天まで高圧ボルトの電流が貫いて目が飛び出る感じ。いくら仮に軍人教育といえども、中学一年生や二年生にやるようなことではなかったかもしれません。でも、先生たちが決して力任せにやっていたのではなく、根底には深い深い愛情があることは、皆どことな～く感じていました。先生たちは、終始にこやかに清々しく「鈴木一発、パシッ！　はい、次！　古谷は二発、パシッ！

パシッ！　はい、次！　杉浦は三発！　パシッ！　パシッ！　もういっちょ、パシッ!!」と、日々快活に〝尻ピン棒〟を振るっていたのです。

見ている生徒たちはというと、もう、大騒ぎ、大笑いで、叩かれた瞬間の誰の顔が面白かったか見比べるわけです。「ワッハッハッハ！　見たか、今の古谷の顔!!　ワッハッハッハ!!」なんて余裕こいて騒いでいると、「はい、お前！　片桐！　こっち来い！」「え〜、おれ〜、なんで〜〜。」「片桐一発！　パシッ！」といった感じでした。当然のことながら、廊下は負傷兵士たちが次々地面に倒れ込んでうずくまり、お互いに手を取り合って「大丈夫かあ〜〜、、。」といった、まるで戦場のような光景を呈しているのでした。負傷兵士たちは、尻が腫れて席に座れず、顔をゆがめながら皆教科書を持って、後ろにズラリと横一列に並び授業を聞いているのでした。今の社会ではとても真似できませんね。

昭和初期軍人教育制度の一環としては、〝梅干し弁当制度〟も忘れられません。「いいかあ、みんな！　お前たちが毎日三食食べている間にも、今この瞬間にも！　恵まれないアフリカの子どもたちは飯を食えずに飢えているのだぞ！」「一週間に一日くらい、全員梅干しだけの弁当の日があってもいいだろう。そう思わんか!!」「はい!!」毎週木曜日の昼、ということで始まった初日、クラスに先生から当てられるとすぐに赤面になる〝ウニ坊主〟と呼ばれていた鈴木君がいました。私のクラスの担任は箱センで、教壇に座ると、「じゃあ、みんな、今日から木曜日は〝梅干し弁当〟の日だ。みんな、持ってきているな！」「はい!!」「じゃあ、いただきます。」「いただきま〜す!!」皆、自分の弁当箱を開けると、梅干しがぎっしりご飯の上に敷き詰められている子もいれば、ご飯の上に梅干し一つだけのっかっている子もいて、大きな梅干しや小さな梅干しなど、梅干しだけでもそれなりにバラエティーに富んでおりました。

皆、大人しく食べていると、しばらくして、箱センの鋭い嗅覚が何かを察知しました。「フン、フン、フン、なんか匂わないか?」皆、顔を見合わせて、自分の弁当箱に目を落としたりしていましたが、箱センは梅干し弁当に箸をつけながら、教壇の上からクラスみんなの顔色を伺っておりました。そしてまたしばらくしてから、「フン、フン！　やっぱり、なんか臭うぞ！」箱センは何かを察知すると立ち上がり、「おい！　だ〜れだ！」皆、静まりかえって顔を見合わせていました。

そこで、ふと、最前列一番左端に座っているウニ坊主だけが、真っ赤なゆでダコになってうつむいていました。それに気がついた箱センは、「おい！　鈴木！　お前の弁当箱、開けてみろ！」「あっ、いや、その、、。」箱センは角材を片手に持ち、教壇から立ち上がると、角材を床にカラカラと引きずりながら、ゆっくりと、ゆ〜っくりと、ウニ坊主の方へ歩いて行きました。「開けろ！」「あっ、はい、、。」ウニ坊主が開けた弁当箱の中身は、ご飯の上に梅干しが三つ真ん中に並んでいました。しかし、ご飯の色が茶色く染まっていたのです。ウニ坊主の母親は、梅干しだけでは可哀想だと、ご飯の下に焼き肉をギッチリ敷いて隠していたのです！　お昼になり、ウニ坊主が弁当箱を開けた時には、焼き肉の肉汁がご飯に蒸れ染み込んで茶色く変色させていたのでした。クラスのほかの生徒の弁当は全て梅干しのみ。この焼き肉の香ばしい匂いはクラス全体に匂い渡り、梅干ししか食べれない者たちにとって、瞬時に察知できるほどに野良犬の集団と化していたのでした。当然のことながら、ウニ坊主は尻ピン三発！　それは、茶色いご飯に乗っていた梅干しの数で決まったのでした。

さてさて、まだまだ、軍人教育はエスカレートし、体育授業の一環として〝集団行動制度〟というのがありました。五人一組になり一列に隊列し、右隅の者が号令をかけて前進するというやつです。「全体～！　前へ進め！　ザッザッザッザ！　全体～、回れ－右！ザッザッザッザ！　全体～、止まれ！　ザッザッザ!!　ピタ！」といったやつです。これをグラウンド一周して、最後まで五人が一組で、完璧に合っていたら合格し教室に帰れます。出来のいい組は一発で合格して、ものの一五分で終わってしまったのですが、それがなかなか難しくて、全体の三割程度は授業時間内に終わらず、ひたすら何遍でも繰り返し、繰り返しグラウンドを回り続けているわけです。すでに次の授業が終わりに近づいても、三組はまだグラウンドを行進し続けていて。

私は割合早めに合格したので、教室の窓からグラウンドで大手を振って行進し続けている連中を眺めていました。一番出来の悪かった組は、小太りの大竹君がいて、グラウンドに小さく見える最後の五人の行進を見ていても、いまだに大竹君だけ皆と違う方に歩き出しては隊列に戻り、皆が回れ右しているのに、一人だけ真っ直ぐ歩いていってしまっていたりで、上から眺めていても、こりゃ、終わらんなあ、とため息を漏らしていました。やがて、放課後になり、教室の皆がさすがに気になって、走ってグラウンドに行くと、全員真っ赤な顔をして真剣な眼差しで、行進し続けているわけです。もう、皆我慢できずに、「大竹！　集中!!　一番右の奴の声に集中しろ！　隣を気にするな！」など、クラス全員がグランド傍まで行って、応援しました。その間、体育の先生もずっと一緒に行進していて。皆の応援の甲斐あってか、やっとのことでゴールし、合格することができました。五人はそこに座り込んでしまい、汗びっしょり。でも、誰も大竹君を責めませんでした。私たちも皆走って駆け寄り、「よくやった！　よくやったよ！」とタオルで顔を拭いてやり、クラスの皆に抱きかかえられて、五人は教室にやっとのことで戻れたのでした。

〝集団行動制度〟と同時にスタートしたのが、〝早朝マラソン制度〟でした。毎朝、七時半に集合し、日大二中・二高の敷地の外周五キロを走るわけです。私の家から学校までは一時間半の通学時間でしたので、六時前の電車に乗って登校しなければならず、毎朝五時起きは相当にきつかったという記憶があります。皆、一斉にスタートすると、校門から出て一周一キロの敷地の外周を五周します。

最初の頃は一生懸命走っていたのですが、皆だんだんとサボる連中も出てくるようになりました。スタート地点であり、ゴール地点でもある校門には、箱センがストップウォッチ片手に見張っていて。サボる連中は、箱センが見えるうちは一生懸命走っている振りをして、コーナーを曲がると歩き出し、外周四周中三周はほぼ歩いていました。最初は一生懸命走っていた私も、いつしかサボる連中と一緒になって、ベラベラ話しながら歩いていたのです。このサボりグループ六人が、皆で同時にゴールし、箱センの傍を通りかかった時、突然箱センが、私だけを殴りました。私は、えっ！　という顔をしましたが、箱センはなんとも悲しそうな顔をして、涙を浮かべて私に何も言わず、立ち去っていきました。私は、そこに一人立ちすくんで、一人落ち込みました。そしてこんな言葉が心に聞こえてきました。「お前のことは信じていたのに、、。」私は、この日を境に人生が変わりました。親父からも殴られたことがないのに、箱センから殴られた。深い、深い、愛情を感じました。今の自分は、あの日を境に大きく変わっていった気がします。

大人になってからも辛いことがあった時は、折りに触れて箱センを思い出しておりました。私が大学院に通っていた頃、中学の同級生から突然電話がきて、「あっ、高橋、、箱セン、、死んじゃったよ。」私は、その場で号泣しました。

「ありがとう、箱セン。殴ってくれて、ありがとう。」

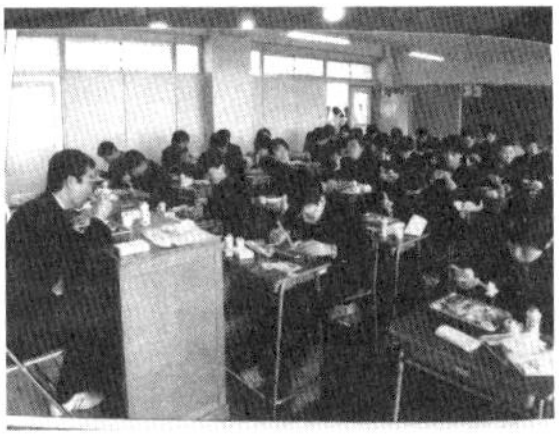

昼食時の教室内

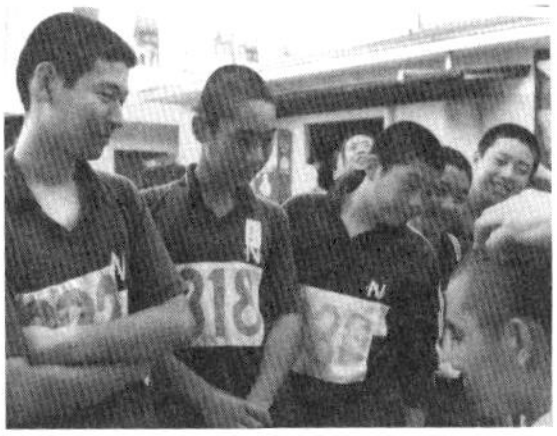

皆、坊主っくり

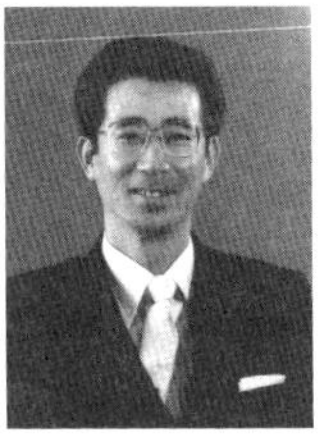

厳しくも優しさに満ちていた、
箱根 修先生

ワンフォアオール・オールフォアワン！

日本大学第二高等学校二年生の途中まで、私は日本大学芸術学部への進学を考えていました。しかし、日本画の大家である東山魁夷先生の描いた絵画を見た瞬間、全身に電流が走り、私なぞが何度輪廻転生したところで、このような神や仏のような絵画を描くことはできないと、国宝級の大家を引き合いに出して画家への道を断念するという、何とも傲慢でアホな、呆れた決断を下したのでした。

そして、自分には芸術的才能などないと諦め、高等部二年の途中の時点で、急遽、文系志望から理数系志望へ転向したのでした。兄がすでに歯科大学へ進学していたので、両親からすれば、別に次男が芸術の道を志望しても良いだろうと考えていたのですが、私は、自らその道を閉ざしてしまいましたので、両親を前に「わたくしも、歯科大学へ行かせてはいただけないでしょうか。」と大層お金がかかることを承知の上で、身を小～さくしてお願いしたのでした。それに対して両親は、「そういうことなら目指してみたら。」と、快く承諾してくれました。

私の通っていた日本大学第二高等学校は、日本大学の付属高等学校で、日本大学には、歯学部が東京と千葉に二校ありました。本来ならば、そのまま日本大学歯学部への推薦をもらえるよう頑張り、進学できれば良かったのですが、祖父、父、兄と、代々、飯田橋にある日本歯科大学へ通っておりましたので、私はそちらを志望し、わざわざ外から受験することにしたのでした。

晴れて、日本歯科大学に合格すると、私は中学、高校時代にやらなかったこと、私自身に欠けていることを補うような目的で、体育会系のもっとも男臭い集団であると感じたラグビー部に入部しました。球技スポーツの中ではもっとも人数が多く必要であり、敵味方を合わせればグラウンドに三十人が走り回るスポーツです。まあ、医歯薬系大学のクラブは一般大学と大きく違い、一チーム一五人を集めるのはやっとか、慢性的に足らない状態が続いていてもおかしくないギリギリの状態でした。

だから、入部してすぐ、先輩から、「高橋君は、どのポジションに興味あるの？」などと聞かれた際には、すでに先輩たちがどのポジションをやっているのかを事前に下調べしてあり、「右ロックの五番がやりたいです！」と張り切って答えると、「おお～、ちょうど空いてるよ～!!」と先輩たちは顔を見合わせて目を輝かせ、私はといえば、まだルールもわからないうちから、即日でレギュラーを獲得できたことに、〝しめしめ〟と密かに笑みを浮かべたのでした。

ラグビーをするのに人数がギリギリとはいえ、他のクラブに比べれば多かったので、体育会系のクラブ集団の中では、ラグビー部といえば一目置かれるようなちょっと鼻高いような優越感を感じておりました。今ではラグビーといっても、ゴッツイ、汚い、男臭い、などのイメージが強いかもしれませんが、当時はまだ〝スクールウォーズ〟という、山下真司主演のドラマの男らしく爽やかなイメージの名残があって、女の子からも「かっこいい~!」と言われる時代でした。

でも、いざ練習が始まると、強烈にキツイ練習内容で、「やばい、かっこいいとか言ってる場合じゃない、マジでキツイ、、。」が本音でした。平日の火曜、木曜の練習メニューは、準備体操を終えると、すぐに皇居一周から始まります。しかも、タラタラと走っているのではなく、全員で競争です。一年生は到底先輩たちについていけず、途中で吐いている同級生もいました。体育館に帰ってくると、一〇〇回腕立て伏せしてダッシュ、一〇〇回背筋してダッシュ、足を後ろの人に持たれて両腕だけで地面を三〇メートル走って行きダッシュで帰ってくるなどなど、延々と続きます。持久力、瞬発力、精神力など、総合的に鍛え上げられてゆくわけです。全身から汗が噴き出して、トレーニングウェアはビショビショで汗が体育館の床に滴り落ちていました。このメニューが終わるとフォワードとバックスに分かれてポジション別の練習に移ります。バックスはパス練など、いろいろなサインによる連携を練習しておりましたが、フォワードはひたすら筋トレベースの練習が多く、「あ~あ、バックスやりたいって言っとけば良かったなあ~。」と、入部時に先輩たちが顔を見合わせて目を輝かせていたのを思い出し、つくづく後悔したものでした。

毎週土曜日は、飯田橋から三〇分ほど西に下った、中央線の東小金井駅前の日本歯科大学グラウンドで練習を行っておりました。東小金井という駅は、このグラウンドがあるせいで栄えないなどと言われたものでしたが、まさにその通りで、南口はほぼこの広大なグラウンドが占領しておりました。グラウンドでの練習は、普段体育館ではできないタックルや実際の試合を想定した練習など、激しくぶつかり合う、生傷が絶えない練習でした。

ラグビー部は練習もキツければ、飲み会もキツく、大学のそばの〝酔の助〟は、ラグビー部が毎週使っていた居酒屋でした。一年生は先輩たち全員に一人ずつ、瓶ビールと空いたグラスを片手に挨拶回りをしなければならず、また当時は、ＯＢも数多く飲み会に合わせてご丁寧に参加されていたので、ＯＢだけでも四、五人になることは常でした。二年から六年生までの全員、そしてＯＢに一人ずつ回り、ＯＢが歯医者の仕事で嫌なことがあったのか何なのかはわかりませんが、鬱憤を晴らしに来ている時などは、一人のＯＢから七、八杯一気飲みをさせられ、トイレに駆け込むのでした。われわれ一年生は、ＯＢを含め先輩全員から飲まされ続けますから、吐く回数は一〇回を下回ることはほとんどありませんでした。

何も食べないと吐くのが辛くなるので、食べてお腹に何か入れながら吐く、みたいな、吐きゴツまで身につけるようになりました。「おう！　ゆき！　頑張ってるな！　今日は何回吐いた⁉」「あっ、七回っす！」「そうかあ、まだまだいけるなあ。」「はい！　余裕っす！」「あっ！　いただきます‼」「おう、おう、飲みっぷりいいなあ〜！　ところで、練習はどうだ？　頑張ってるみたいだな。」「はい！　頑張ってま、あっ、すいません、行ってきます！」「なんだよ、もうトイレ行っちゃったよ〜。」と実は連続で飲まされているだけでほとんど話していないわけです。同じように吐きまくって、トイレ脇に倒れ込んでる同級生に「白井！　大丈夫かあ、お前何回吐いた？」「あ〜〜、もう、七回吐いたよ〜〜〜。」「そうか、おれも七回だから、大丈夫だよ、頑張って起きろ！　こんなとこで寝るなよ、立って起きろ、白井!!」といった、日大二中の〝尻ピン棒〟時代を彷彿とさせる、負傷兵士が肩を組んで支え合おうとする痛々しい光景が〝酔の助〟で繰り広げられていたのでした。

ラグビーは元来イギリスで発祥したスポーツで、ラグビー高校でサッカーの試合をしていた際、あまりにもエスカレートしてしまったエリス少年が、ボールを抱えてサッカーゴールまで走って行ってしまったことがきっかけとなったスポーツで、後にこのラグビー高校のために作られたスポーツが、ラグビーフットボールの始まりと言われています。

今では、ラグビーボールメーカーとして有名なギルバートは、当時はサッカーボールを作っていたメーカーで、ラグビー高校のラグビーフットボールのために、脇で抱えて持ちやすいようにと、ご丁寧に楕円形のボールを作っちゃったもんだから、このスポーツはややこしくなったわけです。おまけに、ボールを前に投げてはダメ、前に落としてはダメ、ボールより前で何かしたらダメー!!とネガティブ精神全開で、私のような性格には根本的に向いてなかったのでは。

フォワードは、モールとかラックとかの中で揉みクシャになってボールを奪い合い、ほんのわずかな隙間に手を入れて、なんとかして自分の方へチマリチマリと指でボールをコ

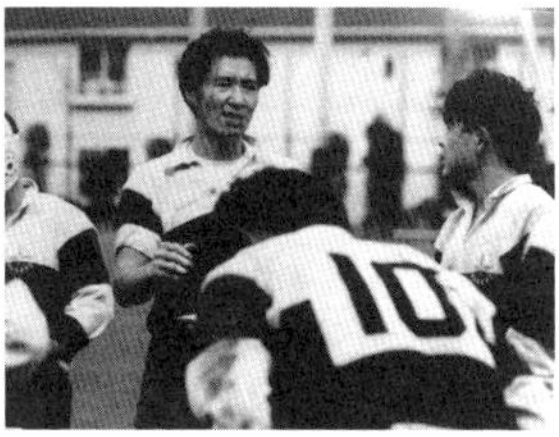
ラグビー部主将当時の著者

ギコギするのですけれど、私はというと、「そんなに欲しなんだら、持ってってったらええわ!!」って逆ギレの気前の良さで、つくづく「おれは向いていないなあ～。」と思っていました。元来何かを奪い合うのが不向きなんでしょうかね～。それでも、幹部になった時は、主将をやっておりました。試合中ピンチに陥ると、「お前ら、こんなんで負けていいのかよ!! 全力を出しきれ！ いくぞー!! ワオー!!」などと遠吠えの、まさに遅咲きの〝青春ド真ん中〟でした。しかし、今になって思えば、私の歯科医師人生に対して、ラグビー精神がベースになっていることは間違いなく、明治大学の北島監督の名言〝一歩でも前へ〟だったり、試合終了のホイッスルが鳴ると、敵味方なく〝ノーサイド〟の精神でお互いのユニフォームを交換し合うという伝統、〝一人は皆のために、皆は一人のために、ワンフォアオール オールフォアワン〟の精神は、私の根底に今も流れているのです。

大学院時代の基礎研究からインプラントへ

私は大学を卒業すると、日本歯科大学大学院の解剖学教室に残りました。その当時の私は臨床よりも基礎医学に対し魅力を感じていました。そもそも歯科大学を志望する前は、ぎりぎりまで日本大学の芸術学部を受ける予定でしたので、高校時代は芸術や自然物理、宇宙などへの興味が強く、結果として歯科大学に入学した後は正直あまり歯科への興味が湧かないまま過ごしていました。

転機となったのは大学五年生で、自然、宇宙、生体、細胞、医学というように、もともと興味があった分野から繋がりを見出した時でした。それからは学ぶというよりは興味に突き動かされて勉学に勤しみ、おかげで国家試験期間中は苦痛よりむしろ楽しく、卒後はミクロコスモスを電子顕微鏡下に見たいと言う思いが強くなって解剖学教室に入ったわけです。大学院時代は、顎下腺の栄養神経である鼓索神経の切除手術を小さなマウスにて行うという、前代未聞の絶対不可能とされてきた手術に挑戦し続けていました。研究室の先輩からは「お前、早いうちに教授にできないって断っちゃえよ。犬や猿でやっても難しい手術を頭蓋が三センチにも満たないマウスでやるなんて、絶対無理だって。このままだと卒業論文間に合わないぞ。」なんて言われていました。鼓索神経は脳底部のすぐ下を走行する神経で、マウスの場合肉眼では見ることができない極めて細い神経です。世界中の過去の研究者たちは皆、外側からはもっとも近い耳介からのルートで開創することがほとんどであり、神経切除手術をする際、必ずと言っていいほど顎下腺栄養血管も一緒に切断してしまって、顎下腺への虚血を引き起こしていました。

栄養血管を出血させずに栄養神経のみの切除を何とかして可能にできないものか、明けても暮れてもマイクロスコープ下での神経切除手術の新たな方法の解明に、四年の大学院生活のうち三年間を費やしました。助教授からは「お前はまだ手術しかしてないな。」などとよく皮肉を言われたものでしたが、これができぬまま先へも進めず悶々とした日々を送っておりました。

ある日ふと、夜中の静まり返る動物舎のオペ室にて、過去の研究者の誰も試みなかったルート、〝顎下部から脳底へと進む開創法〟を思いつきました。このルートは非常に斬新で、人間に置き換えて考えるならば、顎下部中央から開いて表皮以外はまったく無出血で脳底部まで進むという手術であるため、いかに過酷なルートであるかが想像できます。しかし、人間とは違いマウスは顔面が脳底部の前方に位置するため、顎下部からは思ったより距離が近いのではないか。このルートは大血管が交錯しているが、大血管は血管壁も厚く出血リスクも低いはず。そのような仮説を立ててさっそく試してみました。狙いは的中しました。マイクロスコープ下に大きく拡大された動脈群がバクンバクンと脈打つ間を私のピンセットが一歩、また一歩と着実に脳底部を目指して進みました。毎分三〇〇回という激しいスピードの拍動に私のピンセットが叩かれながら、より深部へと進んで行くと、大動脈群の向こう側に静まり返った脳底部が突如として現れました。そしてついに、ごく細い五本の神経群の向こう側に横走する肉眼では見えないほどの半透明で極細の鼓索神経が走っているのを見つけました。私は、不可能とされた手術を三年間かけてようやく成功させたことに、心の底からの喜びを夜中の動物舎の手術室の中で一人噛み締めました。その日を境に、全ての手術は成功を続け、卒業論文も無事書き上げることができました。しかし、その研究結果がその後思わぬ方向へと進んで行ったのです。私たち研究員は毎週月曜日の朝、教授に何らかの途中経過報告を行っていましたが、ある月曜日の朝、二人で一緒に見ることのできる双眼が向かい合わせに二つ付いた光学顕微鏡に私が作成した組織切片をのせ、教授とともに眺めておりました。私は何も気がつかなかったのですが、突然教授が「ちょっ、高橋、ちょっと戻せ！　あ〜！　そっちじゃない!!　あれ〜、ここにも。なんだこれは。皆、核が壊れている。」「あっ、確かに。何ですか？　これは。」「高橋、多分アポトーシスだよ。電子顕微鏡写真でも撮ってみろ。」「はい。」その後の電子顕微鏡写真においても、はっきりとした顎下腺細胞のアポトーシスが認められたのです。神経切除と同時に栄養血管の出血を伴う場合の細胞死は、過去の研究結果から何らかの要因によって破壊された死（壊死）、つまりネクローシスであることはわかっていました。しかし、神経切除のみを行った場合、顎下腺細胞は自ら死を選ぶ形の細胞死（自然死）、すなわちアポトーシスによって死すことがわかったのです。当時世界中の解剖学研究者たちは、生体のあらゆる器官におけるアポトーシスによる細胞死の検出に躍起になっておりました。教授はこの研究結果を世界最大の学会の一つであるＩＡＤＲ（International Association for Dental Research）に発表しようと言い出しました。さっそく、翌年のフランス・ニースで開催された学術大会で報告すると、ものすごい反響がありました。

　ニースに到着すると、放っておけばホテルの部屋に閉じこもりきりになるだろうとおおよそ察しがつくほどの真面目な教授を、さっそく軽い気持ちで海岸沿いのお散歩にお誘いしました。教授というお方は、普段の研究室ではおよそこんな風なのです。六階にある研究室内の教授室では大きな窓に面したデスクの椅子の背に身体を預け、夕方になると帰れる時間をじっと待っているのか、はたまた新たな研究課題に思いを馳せているのか、いつもツルリとした頭の裾に伸びた少々長めの後ろ髪を、さも大切そうに小刻みに動く細長い指先で器用に撫で回しながら、遠く夕日を見つめているような方なのでした。そんな教授からは私はいつも何かにつけて教授室に呼ばれ怒られていましたが、ある時さんざん怒られた後、優しい眼差しでこんなことをお話しされました。「高橋な、怒ってもらえる人がいるということはありがたいのだぞ。ぼくなんかは怒ってもらえる人が誰もいないから、自分で自分を律しなければならないんだよ。わかるな。上に立つ者ほど、心と身体を日々鍛錬することを忘れてはいけないんだ。だからぼくは常に六階の研究室へも階段を使ってるんだ。ファ！　ファ！　ファ！」「はぁ～」と言って教授室を後にしました。怒られた後の教授の良いお話の余韻に浸りながら、「地下一階の動物舎に行って真面目に研究しよう！」とエレベーターホールでたたずんでいたら、よりによって研究室から教授がツカツカと出てきて。「コラ！　高橋!!　あれほど言ったのに！　階段を使え、階段を!!」と言って足早に階段ホールに消えて行きました。私もその時ばかりは「あっ、はい！　後続追尾～！」とすぐに教授を追って後に続き、六階から地下一階まで白衣をなびかせパタパタパタパタと、二人してまるで年に一回やるかやらないかの避難訓練でもしてるかのような光景さながらなのでした。

ところで、ホテルから海岸までは程近く、教授と歩くこと数分で海岸べりにたどり着きました。海の水面に照らされる焼き付ける太陽の光がダイヤモンドのように輝いていて、「美しいな！　高橋！」「はい！」ニースの海岸に突如として現れた二人のスーツ姿は、灼熱の海岸べりを行き過ぎる人の邪魔にならぬよう、教授を先頭に縦列体制で歩いておりました。行き交う女性たちは皆トップレス。広大な砂浜にもたくさんの日焼け目的の女性たちがビーチバレーをやったりしていました。さすがに教授もどうやら様子が変だと気がついたらしく、次第に歩調が速くなり、何かに集中するといつもの癖が出るのか、右手の指先で後ろ髪をクリクリといじくりながら、下向き加減で私を振り返るでもなく足早に遠くへと歩き去って行きました。私は遅れてはならないと小走りに教授について行き、気がつけば五〇〇メートルほどの広大な海岸を最後まで歩き尽くしていました。「教授、ルートを変えて戻りましょうか?」と気を遣ってはみたものの、「いや、同じ道で帰還するぞ。」とまんざら嫌でもなかったようでした。

翌朝、いよいよＩＡＤＲ学会会場に赴き、初めての経験となる世界規模の学会に心躍らせておりました。私たちアジア人は西洋人の目にどんな風に映っているのかな、西洋人の歯医者か研究者を初めて見る好奇心が先立って、緊張よりもこの人たちが私の研究内容になど興味を示すはずはないと、ポスター発表は半ば他人事のようでした。それでも午後一時半過ぎから始まる自分のポスター発表の準備のため、まずはポスター会場を探しました。そして自分のボードナンバーを前にたたずむと、「ここが自分のスペースか、、。」少しは自覚が湧いて参りました。ただ、発表とは言っても、決められた三〇分という時間だけポスターの前に立ち、訪れた人からの質問に答えるということなのですが、誰も来なければいいな、そっと貼って誰も来ないでそっと外して終わりにしたいなんて考えていました。それにしても、周りの人たちのポスターを眺めても皆非常に出来が良く見えて、例えて言うなら、小学校で遠足に行った時の昼の弁当箱を開けた時に友達の弁当の中身がよく思えたりした時の心境で、私のポスターがなんだか貧相で恥ずかしく思えてくるのでした。予定時刻の一五分前になり、遠くから眺めても私のポスター周辺には誰もいませんでしたので、外で一服タバコを吸いに行きました。タバコを吹かしながら、「このまま発表時間が終わるまでバックレよっかなあ～。まあ、そうもいかんか。教授一人に任せるわけにもいかないし。そんなことしたらまた怒られるしなあ～。誰か来て質問されたらどうしよう、、。まあ、教授がなんとかしてくれるか！」とまあ、二本ばかりのタバコを吸って五分ほど遅れて余裕でポスター会場に戻ると、なんだかたくさんの人だかりができてる場所が遠目に見えて。「あれ⁉　おれの場所どこだっけな、、。」なんてウロチョロしながらやはりこの場所だとわかり小走りに戻ってくると、人だかりは二〇人以上になっていました。「何事⁉・・」そっと人だかりの後ろから中を覗き込むと、なんと、皆で私のポスターのあちこち指差しながら議論しているのです。「やばい、、こりゃまいったなあ。」思わず後ずさり、集団の後ろから助け船になる教授を探してもどこにもおらず、、。「え〜！　どこ行っちゃったんだよ〜。」なんてドギマギして、いっそ逃げちゃおうかなあと思っていた矢先、ポスターの前で熱弁を振るっていた中東系の一人が、「ヘイ！　ユー‼」と日本人顔の私を指差してきました。私は、無言で自分を指さし、「ミ〜⁇!」と一瞬オトボケ面を装いましたが、あまりに不自然だったのか、強い口調で「イエス！　ユー‼　ディス　イズ　ユアーズ⁉」と言ったもんだから皆振り返っていきなり私に注目が集まりました。さすがにオトボケもこれまでと、「オ〜〜！・・イエ〜ス‼」と言って身を屈めて人だかりの中にスルスルと入ってポスターの前に躍り出ると、もう、ヤイノヤイノと皆一斉に質問を浴びせてくるから、よくわかんないし、とにかく「ルックルックルックルック‼」「リードリードリードリード！」で押し通してしまいました。電子顕微鏡写真と組織標本写真を見ればわかるでしょ！　だから読めばわかるでしょ！　的な強引さでなんとかその場を凌ぎました。。怒涛の三〇分が終わると、いつの間にかどこからともなくフワリと教授がやってきて、「おう、高橋、盛況だったな!!　ファ！　ファ！　ファ！　ファ！」とバルタン星人みたいな不穏な笑いでその場にいなかったことをうまく誤魔化されてしまいました。そんなこんなであまりちゃんとした自覚もなく挑んだポスター発表は、予想外に非常に大きな反響を呼ぶ結果となったのです。つまり、私が世界で初めて顎下腺細胞もアポトーシスにより細胞死することをたまたま検出してしまったわけです。この経験はその後今に至るまで、私の中で強く影響し続けていると言ってよいと思います。大学院卒業後は基礎研究を続けることを強く望まれましたが、歯科医師としての臨床の道に遅れをとっていた私は、外に出ることを決意しました。

ある日、大学院の先輩が友人と参加しようと決めていたセミナーに、友人の都合が悪くなったからといって私が誘われました。何の分野のセミナーかも聞かずに同行すると、東京医科歯科大学の榎本昭二教授のインプラントに関するセミナーでした。私はインプラントの知識や興味などその時点ではほとんどなかったのですが、セミナー途中に教授が出された組織標本スライドの組織変化に違和感を感じ、質疑応答の時間にぽつりと「骨の発生過程においては、〝軟骨性骨発生〟と〝膜性骨発生〟の二つの発生過程が知られています。〝軟骨性骨発生〟により成長する下顎頭以外の歯槽骨は、通常〝膜性骨発生〟すると思うんですが、先生に先ほどお見せいただいた組織標本スライドでは、インプラント周囲に骨造成した後の骨再生段階で、出てくるはずのない軟骨芽細胞が最初に現れておりました。なぜなのでしょう⁇」この質問に会場は静まり返りました。それもそのはず、榎本教授もその組織変化に気づいておらず、「・・・・・・・」「○○君、スライド戻してくれ給え！」今とは違い、スライド写真は一枚一枚カルーセルに並べられており、戻すのも大変で逆送して順々に映写して行かねばなりませんでした。榎本教授ほか、参加者全員が私の指摘したスライドはどこにあるのかと、ガチャコン、ガチャコンと映っては消え、映っては消えする一枚一枚の映像に釘付けとなりました。「変なこと聞かなきゃよかったなあ、、。」教授が即答できない質問に、会場全体もしばらく重い空気の時間が流れてゆきました。「お！これだ、止めてくれ。あ〜、これかあ〜〜。ンン〜〜。確かに。君よく気がついたな。正直ぼくにもわからないよ。課題として検討するよ。ありがとう。」と、私の視点を非常に褒めてくださいました。

私は当時二八歳で、この褒められた経験がインプラント学を学ぶ大きなきっかけとなりました。興味を持ったら邁進するのが根っからの性分で、誰よりも知りたいと思うようになりました。大学院卒業後さっそくインプラント臨床を学びたいと、大親友の江黒徹先生の紹介で簗瀬武史先生（日本歯科先端技術研究所会長）の門下に入り、インプラントの基礎と臨床について数多くを学びました。

ちょうどこの頃、車の運転免許一年取消処分になってしまったため、電車での通勤を余儀なくされておりました。このことをきっかけとして、何か今までにできなかったことをしよう。運転できない一年間を実のあるものにしようと、毎日、電車通勤中も、昼休みも、帰宅しても、夜中三時までも、ひたすら独学でインプラント学のみならず、さまざまな分野の歯科学について勉強しました。この当時の睡眠時間は平均三時間程度でした。

第三章　新たな躍進と開発への挑戦

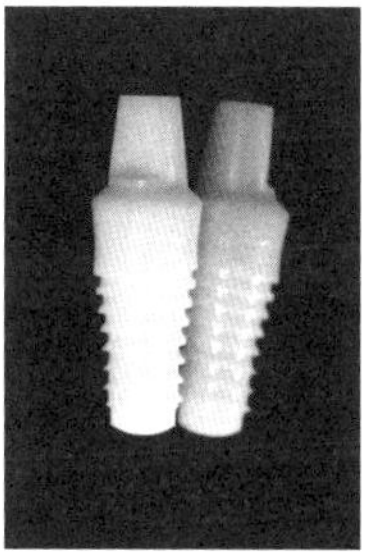

著者発案の
ジルコニアインプラント（2002年）

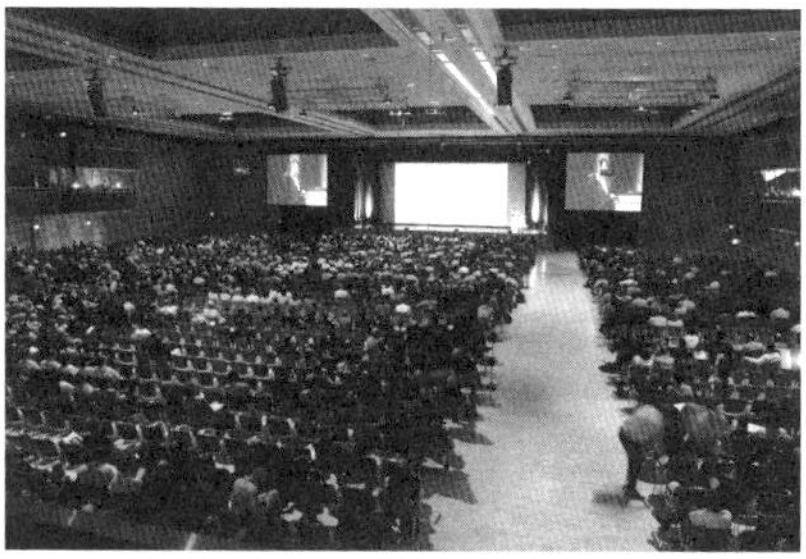

ITIワールドシンポジウム
ミュンヘン大会（2005年）メイン会場

挫折を越え

ジュネーブ市街でタクシーに乗り込むと、三〇分ほどで空港に到着しました。空港ロビーに入るとたくさんの西洋人であふれていて、行く先定まらない歩調の人たちの群れを切り裂くように、私はチェックインカウンターへと真っ直ぐに向かいました。

少しばかり早いチェックインを済ませた後、足早に搭乗ゲートへと向かいました。これまでにも何度かヨーロッパへ来たことはあったのですが、この時ばかりは売店でフラつくこともなく、ただただ帰りの飛行機をジッと搭乗ゲートの椅子に座り待ちわびていました。

私はジルコニアインプラントに関して開発マネージャーとの連絡が取れないまま、淡い期待を抱えて日本からやって来ましたが、結局は辛く苦い経験を強いられ日本に帰国することになりました。数時間ほどしてようやく飛行機に乗り込むことができました。隣席の人がいない一人きりの空間に包まれて、ホッとしてもなぜか眠れず、何を見るでもなく遠く窓の外へと目を向けて、怒りよりも深い落胆と挫折感に落ち込んでいました。「はあ～。おれは、別に、インプラントを作る人間ではないのだからなあ、、。」と自分を慰めようとしました。

飛行機の中では、一年半ほど前に言われた、留学から帰国する直前のマイクの言葉が心に張り付いて離れませんでした。「ユキ、パテントは取ったの?」最初の一言がその言葉でした。彼の父は医者ではなく大きな企業の社長さんで、この辺りのことについては非常に詳しく、一般企業においては常識のようでした。私は代々医者の家系でまったくと言っていいほど無知でした。飛行機の中では、「パテント・・・パテント・・・パテントか、、、。」でも、どんなに考えても、いくらそれが常識だと言われても、そのやり方には納得がいきませんでした。

私がようやく導き出した自分の気持ちを収める結論は、何のことはない「歯科医師としての仕事に尽力する」でした。二〇〇四年のこの失意の出来事からは、「研究・開発・臨床」という三つのカテゴリーをしっかり分けることを意識して、活動に励むようになりました。

アメリカ留学から帰国した後は、さっそくＩＴＩに関するインプラントセミナーを勝山先生の計らいで持たせてもらうようになりました。これが私にとって初めての講師活動となったわけですが、年齢的にはまだ三三歳と若く、当時の受講生は大半が私より年長ではるかに臨床経験豊かな立派な先生ばかりでした。

毎月のように開催されるセミナーは二〇名程度の小さな規模で行われるものでしたが、すぐに一杯になり、キャンセル待ちが出るほどの盛況ぶりでした。ちょうどこの頃、全国的にインプラント治療を始めようとする先生が爆発的に増え始めたのです。私はインプラント学に関しての知識はそれなりに積んできたつもりでいましたが、他の専門分野の先生などが受講された際に、鋭い指摘や質問をされると戸惑いを隠せず、ずいぶんと鍛えられました。回を重ねるごとにセミナー内容の水準はどんどんと上がってゆき、毎回出席される先生も増えてゆきました。

正直なところ、毎回来られると私の性格上、同じ話や資料は出すことはできず、せっかく来てくれたのだからガッカリさせてはいけないと、毎月資料作りがキツかったのを思い出します。これもまた私を大いに鍛えてくれたことの一つです。私のセミナーでは最初に必ず〝診る眼を養う、考える頭脳を磨く、操る腕を鍛える〟と受講生に呼びかけたスライドを提示しておりました。これはインプラント治療を行う歯科医師にとって、日常的に必要となり得る目標でした。

留学から帰国後すぐに講師活動を始め、毎月三ヵ所で開催されるセミナーをこなすのがやっとの状況の中、二〇〇五年に私にとってもう一つの大きな転機となる出来事がありました。ＩＴＩワールドシンポジウム（ＩＴＩ世界学術大会）のドイツ、ミュンヘン大会で発表し、ベストプレゼンテーション・アワード賞をいただきました。審査は明らかに難航し、なかなか審査結果が出ませんでした。前大会では、ジュネーブ大学でＩＴＩスカラー留学したジャーマン・ガルッチが受賞し、その後も素晴らしい活動を続け世界に知られる存在となっております。もともと彼とは親しくさせてもらっていたので、私の受賞を知るとすぐに駆け寄って、君もこれで日本に帰ったらスターだね、などと言ってくれました。

実はこのミュンヘン大会ではもう一つ嬉しかったのが、コネチカット大学でともに学んだイタリアのフランチェスカがジャーマン・ガルッチの後輩としてジュネーブ大学でＩＴＩスカラーとして学んでおり、同じ大会で競い合ったわけなのですが、長い審査時間のあと発表された審査結果は、私とフランチェスカの二人同時アワード受賞という嬉しい結果となりました。

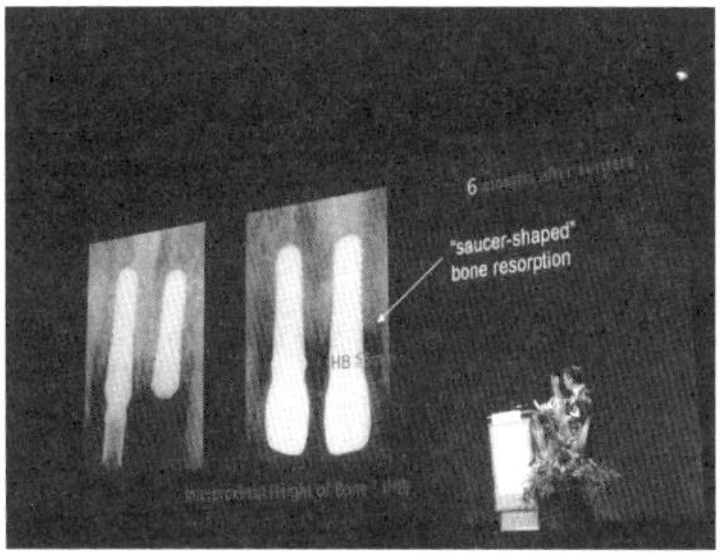

ITIワールドシンポジウム
ミュンヘン大会での著者の発表①

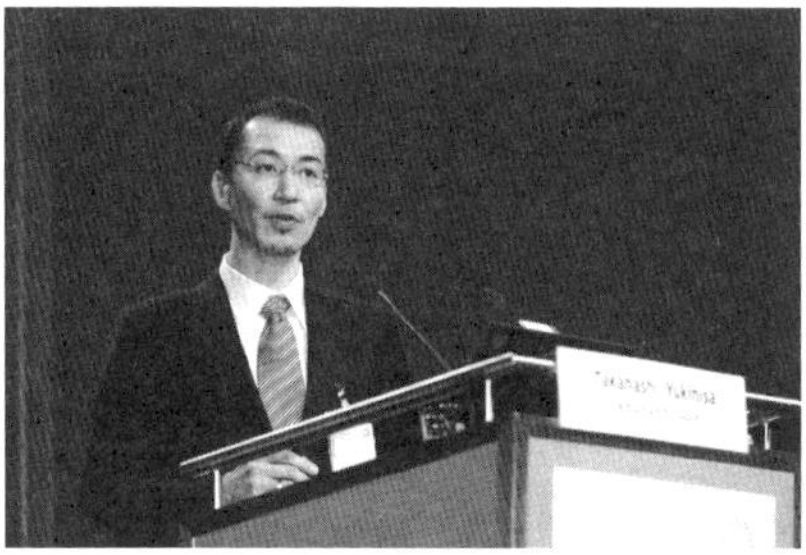
ITIワールドシンポジウム
ミュンヘン大会での著者の発表②

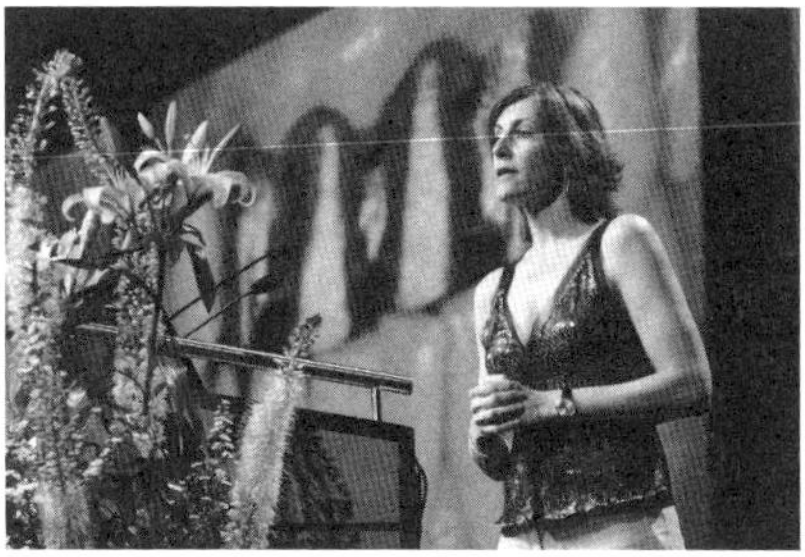
ITIワールドシンポジウム
ともに学んだ友人、フランチェスカの発表

ＩＴＩワールドシンポジウム　ミュンヘン大会でのアワード受賞

二〇〇五年度に行われたＩＴＩワールドシンポジウム　ミュンヘン大会では、世界のＩＴＩスカラー四五名のエントリーから八名がノミネートされ、シンポジウムではこの八名が競い合う形となったのです。いざ当日になると、それなりに緊張感が高まりました。ＩＴＩスカラーセッションで選出された人は当然のことながら皆優秀でした。私の発表の順番は五番目か六番目だったように記憶していますが、やはり緊張していたのでしょう。あまりよく覚えていません。

八名の演者は、決められた席に順番に並んで座らされていましたが、優秀だとわかっている人たちの発表は、聞かない方が良いと思い立ち、トイレに行く振りをしてこっそり会場の外に出ました。会場の外には長椅子が置いてありました。ちょうどよく、会場内へ出入りする人が扉を開けるたびに、今誰が発表しているかの様子が見えました。私はその長椅子に腰掛け、自分の発表内容に集中し、他のことを一切考えないようにするために、持参したＣＤプレーヤーのイヤホンを耳に押し込み、ベートーベンの交響曲第九番、第一楽章冒頭部分の、何も存在しない無から宇宙が誕生する時のような、無限の創造力を想起させる音楽に聴き入って、自分の感情を落ち着かせ、絶対に成し遂げることができると自分に暗示をかけました。発表内容を繰り返しイメージするうちに、ふと、ここがドイツであることを改めて考えました。ドイツで行われる大会ということは、参加者は当然ドイツ人が多いはずということに気づいたのです。会場で見ている人たちから高く評価され、大きな拍手をもらわなければならない。私はベートーベンのドイツ音楽に包まれながら、右手を振りかざしたオーバーアクションで、あえてドイツ語っぽく堅い英語の演説風発表にしたらどうかと思い立ちました。あくまで演出ですがドイツ人を味方につけよう。右手に何を持とうか。「あっ、ペンを持とう。」私はたまたまドイツに持参していた万年筆がカバンに入っていたのを思い出しました。

やがて、私の一つ前の発表者が終わりに近づいたことを目認し、彼が壇上から降りる頃合いを見計らって、私は会場入りし演壇に近づきました。壇上から降りてきた彼は「震えが止まらなかった。」と言って苦笑いをしていました。私はそれを聞いたら少し緊張がほぐれましたが、「ぼくもだよ。」と言って演壇に上がりました。

壇上に上がるとまず会場全体を見渡しました。数千人の聴衆が私を見つめているはずなのですが、私に浴びせられる強いライトの光で、正直なところ、前列三列目の人たちしか目に入りませんでした。今から思えばたったの八分間の発表でも、その時点までコネチカット大学で四〇人の医局員を相手にマイクの助けを借りて発表したのが最大で、日本ではセミナーをやるにしても二〇人程度が常でした。私にとって、いきなり数千人を対象に発表するような機会はこの時が初めてでした。

私は三段上まである広大な会場全体を見渡すと、大きく一つ深呼吸をしました。そして静かに話し始めると、ペースを掴めてきた中盤から終盤にかけて、徐々に英語を硬く、右手に握り締めたペンを強く振りかざし、声を大きく張り上げてゆきました。発表の最中、私は無我夢中になり、気がつけば会場からの大きな拍手に包まれていました。壇上から降りる際、全ての力を出し切った虚脱感で、喉がカラカラだったのを記憶しています。自分の発表が終わり私の演者席に戻った後も、その後発表している仲間の発表は目だけがそちらを向いていて、頭の中はポカリとしたまま自分の発表の一部始終を反芻し、うまくできたかどうかについてだけしか考えられませんでした。

全員の発表が終わり、会場から外へ出ました。審査発表までの一時間程度は、長くもあり全てが決まる時間としては短くも感じました。私は発表前に腰掛けていた長椅子にもう一度座り、ふといつの間にかスーツの胸ポケットに入れていた万年筆に気づき、取り出して思わず蓋を開けました。すると、よほど思い切り振りまくっていたのか、大量のインクがあふれ出して慌てふためいて一人笑いしたことを思い出します。

審査発表の時間、私は全身が心臓になってしまったかのように脈打ち、隣の人に聞こえるのではないかとヒヤヒヤしながら審査発表を待ちました。ようやく当時ＩＴＩ会長のシュトゥッツガルト大学のワインガルト教授から私の名が挙げられると、いつの間にか私の真後ろに席を移動していたテイラー教授が、「イエス!!」両手を挙げて自分のことのように喜んでくれて私を抱き締めてくれました。私は日本人ですが、この時コネチカット大学で学んだＩＴＩスカラーとして、ＵＳＡの旗印で出場していたわけです。つまり、アジア人としてだけでなく、アメリカ代表としての栄誉を讃えられたわけです。こうして私は、晴れてアワード賞をいただきました。アワード賞が告げられると、真っ先に日本から同行していた先生方が駆け寄ってくれて、賛辞の言葉をかけてくださいました。そして、行く先々で私を見ると、アメリカ人や日本人だけでなく、中国、台湾、韓国、インド、タイなど、アジアの方たちまでが、自分のことのように「おめでとう」という言葉をかけてくださいました。

思えば二〇〇二年にＩＴＩスカラーとして留学していた際、日本の小さな工場の手作業で開発したジルコニアインプラントが不運な結果となったことで、私の中に強い反骨心が芽生え、それがバネとなり方向性を変えて躍進できた結果なのだと思えました。

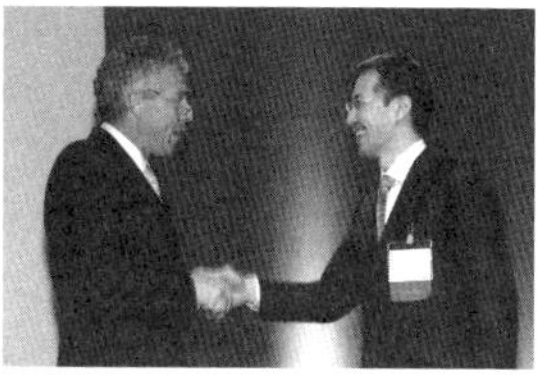

ベストプレゼンテーション
アワード賞受賞

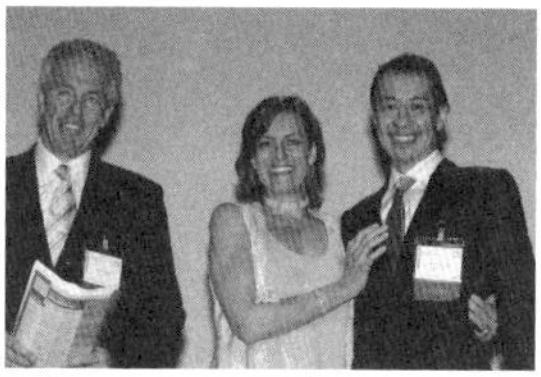

左からワインガルト教授、
フランチェスカ、著者

下顎管損傷事故から学んだこと

インプラント講師活動も軌道に乗っていた二〇〇九年当時、私が何度も手術依頼を受けていた日本橋の歯科医院で、一〇年以上前に埋入されたインプラント（ブレードインプラント：現在はほとんど使用されなくなった、板状のチタンインプラント）が沈下し、撤去して新しいインプラントを再埋入してほしいという依頼が入りました。

それまでは下顎管（神経と血管が走行している管）ギリギリに寸止めするような手術をして、名人呼ばわれするようなこともあったのですが、この時は違いました。沈下したブレードインプラントを撤去するだけに留めるべきだったのですが、続けて即時にインプラントの埋入を行い、下顎管を損傷してしまったのです。

日本橋の先生から連絡が入ったのは数日後でした。患者の痛みが取れないということでした。術後のレントゲンではギリギリの状態かと思われましたが、結果は下歯槽神経の知覚障害が強く残っている状態でした。日本橋の先生の知り合いが、神経の研究で有名な東京歯科大学の高崎義人先生を知っているということで、すぐにそちらに診てもらったらどうかとの提案に、私はすぐに同意しました。その時、私はそれまでの歯科医師人生で最も強い重圧を感じました。インプラント治療をしていれば、過去にもそれなりの重圧感を感じたことは少なくなかったのですが、仮にも講師の立場で、インプラントの講義をそれなりにこなしてきた私にとっても、過去最大級のプレッシャーであり予期せぬ出来事でした。そしてこれが、私にとって下顎管を損傷させた初めての経験だったのです。即座に決して逃げてはいけないと自分に言い聞かせました。インプラント治療を行う者であれば、こういう事態が起こった際の心の動きは、およそ推測がつくはずと思います。この事態を引き起こしたのは紛れもなく自分自身であり、逃げる余地などないはずとわかっていても、その重圧に耐えられずに、どこかで言い訳を作り上げようとする自己防御反応のスイッチが入りそうになってしまう。強烈な重圧が全身にのしかかりつつも、全身全霊で患者の身になって考え、行動することに尽力しなければ。

その頃行われるセミナーの大半は、インプラント治療の良い面にスポットを当てたものばかりでした。セミナー参加者の多くは、これからインプラント治療を行おうとする方たちばかりで、インプラント治療への期待感は非常に強く、そんな中でトラブルや合併症などの後ろ向きのテーマは好まれるはずもなく、私のセミナーでもほとんど取り上げたことのないテーマでした。私がその時点まで行ってきたセミナーの内容は、患者のリスクについての内容を含まない話であっただろうと思います。

罪悪感に心傷めながらも、すぐに患者さんに電話し状況を伺いました。そして、このような思いをさせてしまい大変申し訳なかったという旨を真っ先に伝えました。そして、患者さんへは二日に一回必ず電話して状況を聞くようにしました。

次に、水道橋にある、東京歯科大学病院口腔外科の高崎義人先生を訪ね、患者さんの状況について詳しく説明しました。東京歯科大学病院に赴いたのは高崎先生の診療が終わった夜七時過ぎでした。今までもこの病院へは何度か訪れたことがありましたが、この時は特別複雑な思いを胸に秘めての訪問でした。

エレベーターで上がり、口腔外科外来の受付の方に「あっ、私、高橋恭久と申しますが、高崎義人先生いらっしゃいますか？」「はいっ？　高橋さん、、アポイントお取りですかあ？ちょっと、お待ちください。」サバサバとした受付の方の対応がいかにも大学病院らしく、きっと、業者の人とかに思われているような感じでした。「今まだ診療中ですので、後ろでお座りになってお待ちくださいねえ。」「あっ、はい、、。」すでに診療が終わっている時間帯の、誰も座っていない広々とした待ち合いの、整然と並ぶ椅子の一つに腰掛け、診療が終わっても雑務をこなしている医局員や歯科衛生士の出入りする姿を横目で眺めて待っていました。高崎先生って、どんな方かな。お顔もわからないまま来たので少しの不安がありました。

しばらくすると診療室の扉が開いて、「あ〜、高橋先生、お待たせしてすいませんでしたねえ。どうぞ、どうぞ、こちらにお入りください。もう、気が利かないんだからなあ、中にお入れしておいてって言ったんですけどね、すみませんね。」「いやいや、とんでもないです。今日は急にお時間を割いていただきありがとうございます。」初めてお会いする高崎先生は柔和な面持ちで、気配りのある大変親切な方でした。私の心中を察してか、「大学には毎日のように来るんですよ～」「あ～、そうですか。」「そうですよ～、駆け込み寺ですよ！」「代わりにわれわれが受付で怒鳴られちゃったりしてね。まあ、それで患者さんの気持ちが収まればいいかなって感じなんですけどね。一通り怒鳴らないと気が済まないみたいでね。参っちゃうんですよ。われわれがやったみたいな感じに映りますでしょ～。受付でやられちゃうから、みんな見ててね。そんなとこですよ、大学は。」「はあ、。」「でも、あまりにもひどい前医の対応に正直腹立つことも多いんですけどね。患者さんがある歯科医院でインプラント植えたら顎が痺れちゃって。なんて言ったと思います？　その先生。それは気のせいだって。いつか治るから気にするなって。で、途方に暮れて大学病院に来るわけですよ。で、代わりにわれわれがその患者さんから怒鳴られて、。こちらも途方に暮れてその先生のところにもう一度行ってみたらどうですか？　なんて言おうものなら大変ですよ。絶対にいやだ!!って。あなたたち歯医者は、って延々とまた始まっちゃうんですよ。まあ、そんな毎日ですよ。」「はあ、そうですか。」「あっ、すいません。高橋先生はこうして来てくれるからいいんですけどね。」「神経治すことより先に患者さんの怒りを抑えるのが大変でして。」高崎先生の優しい話し方の中にも、大学病院が駆け込み寺として壮絶さを極めていることが伝わってきました。

即時性や簡便性が時代のトピックになり、失敗したらもう一本タダで提供されるなど、インプラントの業界がマズイ方向に突っ走っていることを改めて知りました。そこで、私は自分が招いたこの事態について真正面から向き合い、どのように対処、対応するのが最善なのかについて検討しました。まず、高崎先生のお仕事について見せてもらうことにしました。高崎先生は快く見せてくれました。彼はパソコンを開いて私に説明し始めました。「私がやっている仕事なんてマイナーでね。学会は神経麻痺なんてテーマは相手にしてくれないんですよ。だって、学会の上の先生が結構トラブル起こしてたりするから、テーマになんて絶対しませんでしょ。」「下歯槽神経損傷の分類なんてものも作ってはみたんですが、うちの教授は全然興味なくて、こんなのばっかりやってるからお前はダメなんだって。否定的で。」そこで食い入るように見ていた私に「高橋先生が話されてるような華やかさは残念ながらないんですよね〜。暗い話題だって。」と言って高崎先生は苦笑いしていました。私はそこで、「高崎先生、今こそ先生の経験と知識が必要だと思います。先生のお仕事をオモテに出すことはできませんか？　今インプラントを始める先生が急増していて、解剖学的、外科的知識があまりにないままトラブルを引き起こす事例が急増しているのです！　今現在もこれからも増え続けるのが目に見えています。今回、私がトラブルを引き起こして高崎先生のところに来てこんなことを言うのは変なのですが、高崎先生のお仕事を、全国的にインプラントを行う先生方に見ていただきたいと思うのです。」それを聞いて高崎先生は、「学会も嫌がる話題を雑誌に載せて大丈夫だろうか。」と不安を感じてらっしゃるようでしたが、私の強い「ぜひ！　ぜひ!!」の言葉に押し切られてしまいました。

そうと決まれば、クインテッセンス出版株式会社の山形篤史さんに説明して、その必要性について相談しました。しかし、編集部もなかなか最初は首を縦に振らず、説得に二週間を費やしました。

つまり私はその時、自分の招いた事態を通じて、社会現象にもなりつつあるインプラントのトラブルについて、深く考え学ぶ機会を与えられたのでした。晴れて、歯科雑誌への掲載は、二〇〇九年度のはじめから「インプラント治療における下歯槽神経損傷および知覚障害の診査・診断・対処法」として、なんと半年間にわたる長期連載となり、前代未聞のテーマに編集部の方々もヒヤヒヤしましたが、蓋を開ければ全国の大学から別冊注文が殺到し、学生たちへの授業で配布されるなど好評を得たのでした。高崎先生らがまとめた下歯槽神経損傷程度の分類の紹介や、知覚障害領域の診査診断、皮質骨除去手術、神経縫合手術など、それまであまり知られていなかった治療法や判断基準について、ご紹介できたのではないかと思います。実際に、皮質骨除去手術によるインプラント撤去法と神経縫合手術は、日本では高崎先生以外にできる人は一人いるかいないかで、インプラントによる神経損傷部位への神経移植を同時に行うとなると、実質彼しかできませんでした。インプラント手術を施行する歯科医師が、神経損傷を引き起こしてしまった場合、神経損傷程度がどの程度のものかという診断と、それに対する適切な対応がわからないから、患者さんが路頭に迷う事態が後を絶たないのではないかと思うわけです。

高崎先生はこの連載を機に多方面から講演を依頼され、また、歯科医院から大学病院への問い合わせも増えたそうです。

一方、私が神経損傷してしまった患者さんは、高崎先生による大学病院での撤去を予定し、手術当日も私が立ち会いましたが、当日手術室に入ってから持病により全身状態が悪化し、手術を中止するかたちとなってしまいました。

後日、患者さんから高橋先生にインプラントを入れていただいたんだから、やはり高橋先生に取っていただきたいと言われました。依頼を受けた先の先生からも、「患者さんもそう言っていることだし、高橋先生が撤去されたらどうか。」との言葉に、最終的には私が撤去しました。撤去後も患者さんへは定期的に電話して様子を聞き、少しずつではありますが改善してゆきました。撤去後一年経過時でおよそ五〇パーセント、三年経過時ではあまり気にならなくなったというところまでは知覚が戻りましたが、完全に元の状態に戻るまでには至っておりません。

この一連の出来事を通じて私が深く学んだことは、まず、「医療人として誠心誠意尽くす」ことは当たり前として、「正直である」という医療に携わる人間としてもっとも基本的なことが、まずもって社会から切望されることだということ。原点である「正直である」ことを失ってしまった医療人は、どんなに優れていようとも人からは信頼されず、尊敬されないのだということを、この私の引き起こした一件によって強く知らされました。

トルクの研究のため京都機械工具株式会社（KTC）訪問

二〇〇九年の下歯槽神経損傷をテーマにした掲載記事に追われる中、一方で私は、インプラント治療におけるトルク管理について疑問を感じ始めておりました。それも手術依頼を受けている何人かの先生から、まったく同じ内容について指摘されたことがきっかけでした。「高橋先生にお願いしている手術は皆大きな骨造成をともなうものばかりでしょ。いくら期間を空けたといっても規定のトルク値で締めるのは怖いですよね。実際に規定トルク値で締めなきゃまずいのですかねえ。」「いや、通常三五ニュートンで締めていただくのですが、三〇ニュートンぐらいでも大丈夫ですよ。」と言った歯切れの悪い会話が多くなったのです。

そこで、ふと「なぜ三五ニュートンで締めなくてはいけないのだろう？　もっと低いトルク値でアバットメント（土台）が緩まない接合部を作れたらその方がいいはずなのに。」「しかも、埋入トルク値は高いほどいいような風潮が最近あるけど、それってどうなのかな。」トルク値に対する疑問がどこからか湧き出すと、それに対する疑問は歯止めが効かないほど次々にあふれてまいりました。

そこで、この領域についてはあまりよくわかっていない、つまり、あまり研究がなされていない領域であるということが判明し、われわれが日常的に切っても切れないトルク値が、なぜわからないのかについて考えてみると、医療界の知識だけでは判然とせず、礎となる工業界の知識がなければ解明できないことに気づいたのでした。

二〇〇四年度の、ジルコニアインプラントのアイデアを盗られたという苦い経験はありましたが、私はあくまでものづくりをする専門的立場ではなく、歯科医師として、これからのインプラント歯科学のために絶対必要な、デジタルトルク測定装置を共同で開発するという明確な意思を固めた上で、日本を代表する工具メーカー、京都機械工具株式会社（KTC社）へ横浜から車で片道五時間、五〇〇キロを単身乗り込み、まず、私たちが日常的に扱うハンドラチェットの精度試験をお願いしたのでした。とはいえ、なぜ闇雲にKTC社が登場してきたのかといえば、これにはちょっとした裏話があるのです。

この当時、私はランドローバーマガジンという雑誌の連載記事を四ページほど任されて書いておりました。サドルシューズという編集社の木村社長とは、私が何台もランドローバー車を乗り継いでいたことで仲良くなり、私の愛車であるレンジローバーに手術機材を積んで出張手術をしていることを知り、面白がってよりオフロードという意味では玄人向きなディフェンダーという車に興味を持たせて購入させ、雑誌での記事を書かせた？のでした。連載記事のテーマは〝素人が一からオフロードを学ぶ〟というもの。ディフェンダーという車は現行のランドローバー車とは一線を画し、コンピュータ制御によるアシストがまったくなく、運転技術のみでオフロードを走破する醍醐味を味わうことのできる超マニュアル四駆車なのでした。例えて言えば、昔のイギリス版ジープのような車で、無骨な容姿が大層ワイルドでかっこいい感じです。連載タイトルは『ヨコハマレッドボックス90』で、私の購入した車が、横浜ナンバーの赤いディフェンダー90という車だったからです。この車にいろんなカスタムを施してみたり、スタビライザーを外してオフロード走行してみたり。最初の二〜三回の連載記事は難なく書けてネタに困らなかったのですが、そこはさすがに素人で、四回目ともなると何をテーマに記事を書いたらよいのかほとほと困りはててしまいました。

改めて我がレッドボックスをまじまじと眺めてみると、この車の最大の特徴であるネジが剥き出しの強そうでどこか壊れそうな危うい手作りライクが魅力なことに気がついて。「そうだ！　ネジネジと工具の話を書こう。」と思い立ち、どこにあるかわからない「工具屋さんへ ゴー！」とレッドボックスを走らせたのでした。

我が家を出てすぐ国道２４６号へ出ると、角っこにファクトリーギア横浜２４６店という小綺麗な工具屋さんが見つかりました。鼻息荒くして家を出た割にはあっけなく二〜三分ほどで工具屋さんを発見してしまいました。さっそく、お店に飛び込んで、「うわ〜あるわあるわ、コレコレ！　だけど、何が何だかサッパリだな。」まあ、さすがにプラスとマイナスくらいはわかるし、ホームセンターでゲットした簡単ラチェットくらいは知ってましたけれど、この店には世界中からのいろいろな工具類が整然と並び、取り揃えられていたのです。他のお客さんが自分に必要なものを目がけて走り寄っていく中、私だけがフラフラと店内を徘徊していたわけなんですが、そんな不審な人物を放っておくわけもなく、大阪から一時的にお店の応援に来ていた女性スタッフの佐伯さんが「あ、あの〜〜、何かお探しですかあ〜」とお顔を覗かせ声をかけてきました。「ああ、ワタクシ、ディフェンダーって車に乗ってるんですがね・・あの、ネジネジしたいなあ〜〜なんて、、。」「へ？ネジネジ？　ですか？」「はい〜。工具は初めてなんで。」それからというもの、佐伯さんの工具レクチャーが炸裂したおかげで、私もすっかり詳しくなりました。工具界のラチェットで一番ホットなのが八〇枚ギヤのスナップオンF80。これは内部構造をバラして眺めたけど複雑な構造をしておりました。ラチェットも首振り、丸ラチェットなど多種多様です。そんな中、一際異彩を放っていた工具に目が奪われました。KTC社の最高級グレードである〝ネプロスシリーズ〟にだけは、ちょっと違った意味での関心が強くなっていったのです・・・。それは明らかに他社ブランドとは違う感触。5GQと呼ばれるオリジナル素材は、ネプロスを世界最高級の工具と言わしめるだけのクオリティを秘めていました。

私は、「何とかこの金属の手馴染みの良い柔らかい感触を、外科手術器材に置き換えられないものか。そして、KTC社であればインプラントで扱うラチェットの精度試験もできるはずだ。」と真剣に考え込んでしまいました。

結局その日は、KTC社のネプロスのラチェットを購入し、帰宅した後もランドローバーマガジンの記事のことはそっちのけで、どのようにしたらKTC社へ接触できるかについて、購入したネプロスのラチェットをクリクリクリクリクリしながら思いを巡らせておりました。

ＫＴＣ社は、トヨタＦ１チームのテクニカルサポーターを長年やっていた、工具業界では知らない人はいないほどの、零戦を造っていた当時からの歴史ある老舗メーカーで、私のお願いなどそう簡単に聞き入れてもらえるはずがないことはわかっていました。ましてや上の立場の人に、最初から簡単に取り次ぐはずはないと予想しておりました。そこで、何か良い策はないかと腕組みして1分間だけ目をツブって考えてみることにしました。

そして、目をツブルや否や、「フム・・お!!」瞬間的に閃き、会社代表番号へ電話することにしました。その良策とはざっとこんな具合でした。さも知り合いの振りをして、「ンフン！　あっ、あの～、横浜の高橋ですけれども～、いつもお世話になります～。あの～、第1開発マネージャーは、お手透きですか？」と尋ねてみたら、「あっ、はい、え!?　高橋さん??」「え～～、横浜の高橋と言っていただければわかりますので～。」すると、「?・・・少々お待ちくださいね・・。」しばらくすると、す～んなりと、とっても、す～～んなりと、取り次いでくださいました。「はい！　第1開発の坂根です～！　え～っと、・・横浜の高橋さん??　すんません、どこかでお会いしはりましたっけ？」「あっ、実はね、初めてお話させていただくのですけれどもね、・・私インプラントのですね、」「えっ!?　インプラント??」「あっ、いやいや、歯医者なのですけれどね、インプラントの研究をですね・・。」と無理矢理捕まえて話を聞いてもらったわけです。「ほほう、ほんなら、一度見せてもらいましょかね。」となり、気合いを見せつける思いで、マイカーで高速五時間片道五〇〇キロをノンストップ、横浜ナンバーひっさげKTC社へ乗り込んだのでした。

訪問初日から、社長含め数名の取締役員に対し、インプラントとはどういうものかについて三〇分間のプレゼンテーションを行って、私が現在のインプラント治療で不鮮明なこと、今後将来の何が課題となっているのかについて、私見を含めて解説いたしました。

初回の訪問では、インプラントというものについてのご紹介程度に終わりましたが、私の中で、帰り際に勝手に決めていたことがありました。それは、〝毎月必ずKTC社を訪れるということ〟。毎月必ず往復一〇〇〇キロ、所要時間一〇時間をかけてマイカーで押し掛けられると、さすがに、KTC社の方々にも強い印象を与えたようでした。私のお得意な、軽くあしらうことができない空気を無理矢理作ったのでした。しかし、それだけでもなかったのは、私の車には手術機材一式が全て積み込まれており、すぐにでも手術できるくらいにインプラント治療に使う道具が積み込まれていました。ものづくりをする方々には、映像よりも実際のものを直に触っていただく方が説得力があるはずだと見ていたのです。そのためには実際にマイカーで行き来する必要がありました。

予想は的中しました。最初に映像での説明をしても釈然とせず、実物を手に取って触っていただくと次々とコメントが飛び出しました。「へ〜、こんなんなってるんや。なんでこんなして作ってはるのやろ。」工業界ではNm（ニュートンメートル）の世界でも、インプラントではNcm（ニュートンセンチメートル）とトルク値は一〇〇分の一の世界。

彼らは、ものづくりの職人として、挑戦状を突きつけられたような思いだったようです。つまり、日常扱っている一般工具よりもはるかに精密性を問われるという挑戦状ですね。幸いにして興味を持ってもらえたのは、彼らが作る工具に極似したものが、一〇〇分の一単位の世界で他の業界に存在していた、ということに彼ら自身驚きを隠せなかったということです。なおかつそれが、同じ生産ラインで生産可能であるというのが重ねて興味を引いた理由だったようです。

通常、こういった外部からの申し入れは年間一〇〇を超えているらしく、後から聞いた話では、そのほとんどがお断りなのだそうです。今思えば、私の申し入れは異例中の異例として受け止められたらしく、彼らが後に言っていたのは、「どんなに高橋さんが遠くから車で来はっても、ダメな申し入れならお断りしていたと思います。ただ、これは！というのがあったのでね～。」私は非常にラッキーでした。

こうして、私はその後三年間、毎月ＫＴＣ社との共同開発のため京都に通い続けました。何度も通いつめた京都への道は今も忘れません。私の自宅からほど近い東名高速横浜青葉のインターから乗って、ひたすら西に進んでゆくと、右手に富士山、左手に浜名湖を見ながら、東名高速道も名古屋までやってくると、そのうち京都東のインターに終着します。少しだけ診療を早めに切り上げて夕方近くに横浜を出発すると、京都に到着するのはおおよそ夜の一〇時過ぎ。途中で食事をする時間も惜しく、ほとんどは一度だけのトイレ休憩のみで直行するのが常でした。

少しの疲労感とやっと着いたという安堵感の中、京都東インターをゆっくりと降りていくと、静寂に包まれた京都の落ち着いた街並みに入ってゆきます。この長距離運転は不思議と苦ではありませんでした。東名高速から眺める東海道の絶景は、春夏秋冬の季節ごとに美しく変化し、何度通っても飽きることがありませんでした。夏の日の夜に京都入りする時などは、私の車には叩き付けられた無数の虫の死骸がこびり付き、京都東インターで降りて給油に立ち寄った際などには、スタンドのおじさんに、「お客さん、ぎょうさん虫つけて、よう遠くから来はりましたなあ。くれぐれも気つけてや。おおきに！」と笑顔で京都に迎え入れられると、京都に来た喜びを噛み締めるのでした。

通いつめた三年の間には、日本人にとって忘れられない東日本大震災に見舞われました。その直後も私は変わらず京都へ赴きました。たまたま桜満開の季節でしたが日本人観光客はほとんどおらず、外国人もほとんどが帰国していたこともあって、過去前例がないほど京都の街は人気のない静けさに包まれていました。私はいつものように一〇時すぎの夜更けに京都入りし、ホテルでのチェックインを済ませると、一人寂しく京都の夜道の散策に向かいました。

いつもの行きつけのバーに向かう途中、祇園の街に差し掛かると、ライトアップされた満開の桜並木に包まれました。震災がなければ数多くの人々がこの素晴らしい桜並木の下で、京都の桜の美しさを満喫していたことでしょう。しかし、その夜は満開の桜並木に私ただ一人たたずんで、無音の静けさの中に、一枚、また一枚と、花びらが桜の木から離れホロリと宙に舞う美しさに、震災で犠牲になった方たち一人一人の無念の涙を感じ、実際に直面していない私などがここにいてはいけないような罪悪感を覚えたものでした。

結局その夜はどこへも立ち寄らず、ホテルへ戻って来ました。部屋に戻る前に一服をと思い、ホテル玄関の外でタバコを吸っていると、目の前にずらりと駐車している車のナンバーのほとんどが、関東からの車両であることに気がつきました。私はそこにいたポーターさんにそのことを尋ねると、震災後関東から関西に避難している人が絶えないことを知りました。私も同様に見られているのかと思い、少なからず気まずさを覚えたことを忘れません。

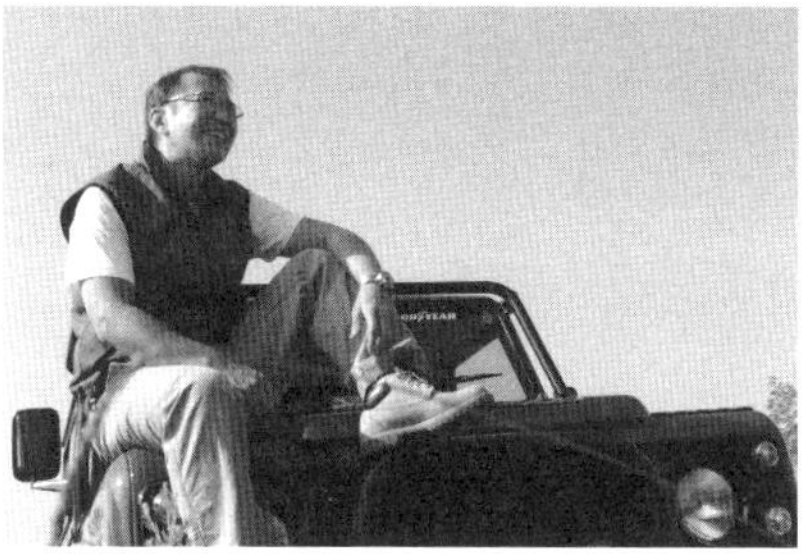

ヨコハマレッドボックス90とともに

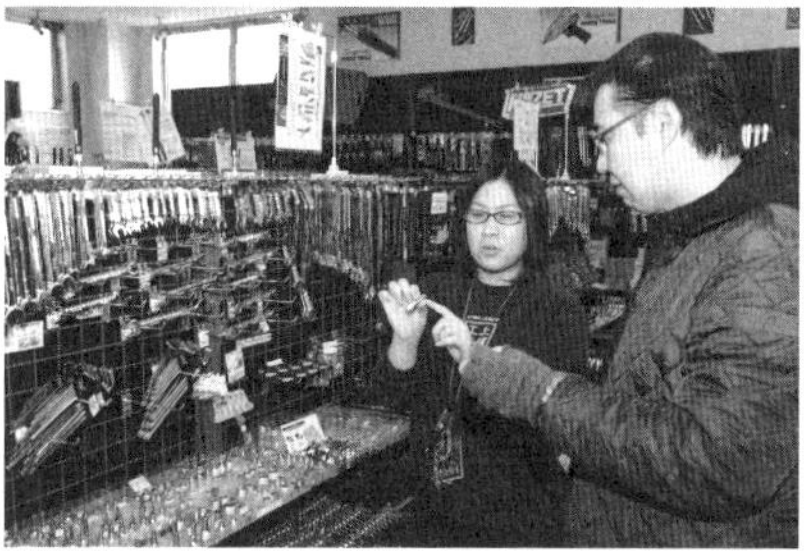

ファクトリーギア246店にて
工具説明を受ける。

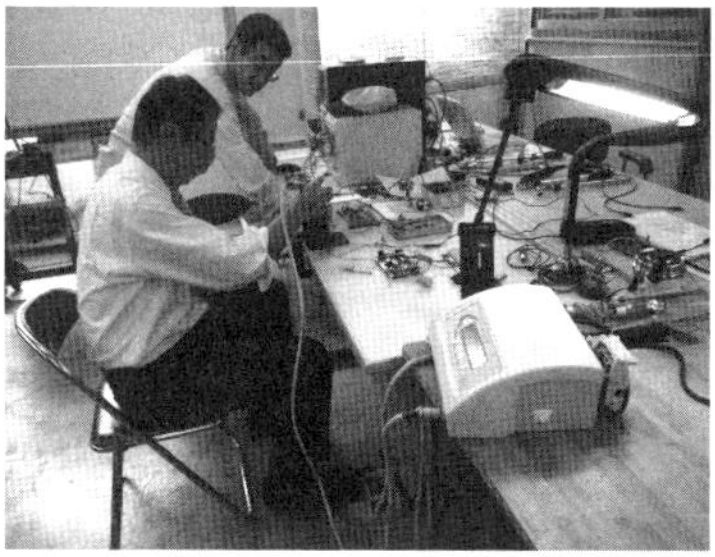

KTC社でのラチェット精度試験

Newton-1誕生

さて、京都でのトルク研究を進めていくにあたり、一つのインプラントシステムだけではトルクの研究が行き詰まることを予測していた私は、インプラントデザインが数学的にも証明され、よりシンプルなスレッド形態を持つスウェーデン製のインプラントシステムもまた、臨床に取り入れるようになりました。

KTC社とのトルクの研究において少しの成果が出始めた頃、ブローネマルクインプラントの基本デザインを手がけた後にアストラテック社に移籍し、そのインプラントデザインを手がけたスティッグ・ハンソン（Stig Hansson）博士に会うため、スウェーデンのイエテボリへ飛びました。この時は、勉強会の仲間も同行し、博士のレクチャーを皆で真剣に聞きました。

ハンソン博士は歯科医師ではなく工学博士で、数式がたくさん出てくる博士の理論は、正直なところ数学が苦手な私も含め、誰も理解できませんでした。しかし、大変貴重な経験となりました。

私は、彼の考案したインプラントへの垂直的な応力理論を、なんとか横方向への回転力であるトルクの解明に応用できないかと考えていましたので、私たちの研究について解説してコメントしていただきました。ハンソン博士は大変興味を示してくださいましたが、「私にはわからない。」と言われてしまいました。

私は一瞬戸惑いました。「え！　彼ほどの天才がわからない⁉」しかし、よくよく考えてみれば、ハンソン博士ほど工学を熟知している人がトルクについてはわからない、ということがわかったのです。

私は、これこそが将来解明すべきことであり、骨とインプラントとの統合を考える上でのインプラント治療のもっとも基本的なことを変えることができるかもしれないと考えるようになりました。つまり、研究分野でも、開発分野においても、耕されていない畑がそこに存在しているということで。そしてその畑は、私たちインプラントを臨床分野で扱う者たち全てが日常的に深く関わっている畑なのです。

ではなぜ耕されていないのか？　答えは簡単でした。今まで工業界と医療界において、トルクについて深い繫がりを持たなかったからなのでしょう。つまり、工業分野と医療分野との狭間にできた溝です。この溝を埋めなくてはいけない。

今までインプラントが生産される過程において、工業界での機械強度に関する規準にパスするような制約をまず受けてインプラントが生産され、それを用いて生体内に応用してきました。しかし、今後将来、生体により適合させるためのインプラントデザインやトルク値の概念が必須条件となった場合、工業界が生体内での制約に適合した製品を産出しなければならない時代が来るかもしれないのです。

二〇〇九年にスタートしたトルクの研究開発は、二〇一二年にデジタルトルク測定装置、Newton-1（ニュートンワン）が誕生し市販化に至りました。このニュートンワンでは、まずトルク値を世界でもっとも精確に測定できるということを目指した結果誕生しました。われわれが今まで行ってきた従来のさまざまなトルク測定装置のトルク値がいかに不精確であったかということを証明した上での最初の第一歩でした。そして、今さらに先への研究開発を進めている最中です。

現在、KTC社はこれを機会に医療界へ進出し、新たな一歩を踏み出すまでになりました。まだまだ先は長いですが、あの時私が「あっ、横浜の高橋ですけれども、いつもお世話になります〜。あの〜第1開発マネージャーお手透きですか？」と電話しなかったら始まらなかったことを思えば、〝とにかく自分の道を一つ一つ焦らず登ってゆくしかない〟ことに気づかされるのです。

ニュートンワンに関しては、その後ありがたいことにブローネマルク・オッセオインテグレイション・インプラント・センターの小宮山彌太郎先生にご興味を持っていただき、KTC社の宇城邦英社長と小宮山先生と私とでトルクに関する対談記事を掲載することができました。

小宮山先生はプライベートでも大のバイク好きで、機械工具に関する見識も非常に高く、

ＫＴＣ社の製品についてもよくご存知でした。対談を終えた後、小宮山先生は京都のＫＴＣ社までご訪問くださり、一緒に工場見学をさせていただきました。非常に良い思い出となっております。

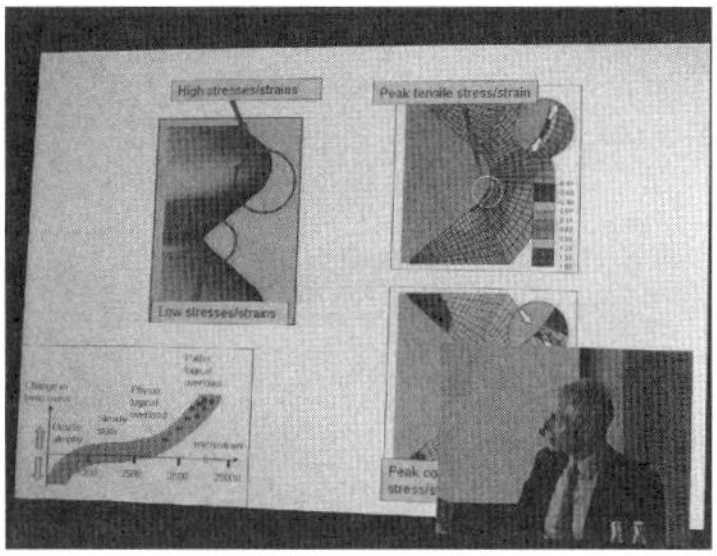

ハンソン博士の講義から

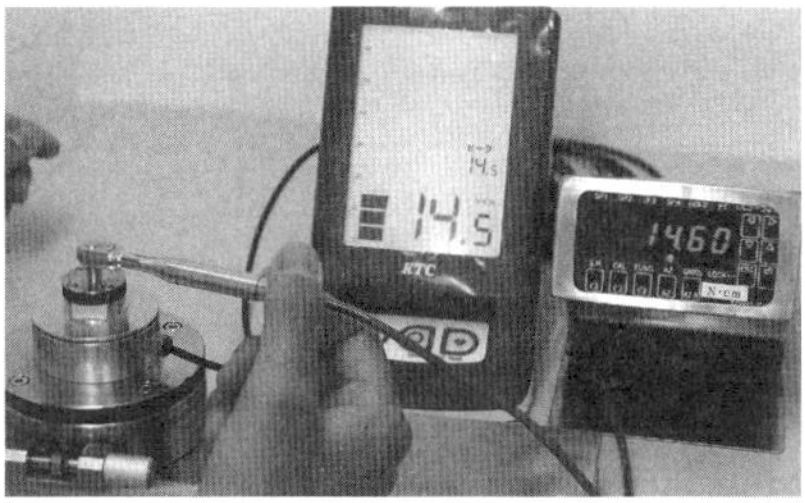

Newton-1の精度試験

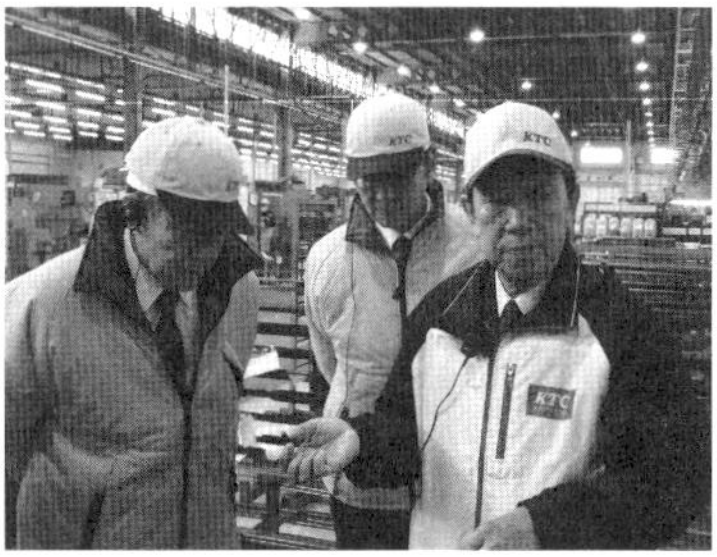

KTC社工場見学。左から
小宮山彌太郎先生、著者、宇城邦英社長

天から〝Pyramid（ピラミッド）〟が降ってきた！

二〇一四年一二月二〇日に、近代インプラントの父、ペル・イングヴァール・ブローネマルク博士（P-I Brånemark, 1929-2014）がこの世を去りました。私自身は、生前アメリカ・ボストンで行われた学会で一度しかお会いすることができなかったのですが、どういうわけか、彼が亡くなったことをキッカケにして私のインプラント人生は大きく変わってゆきました。

彼が亡くなった翌日に、不思議と新しいインプラントの形が脳裏に浮かび上がったのでした。頭に浮かんだそのイメージは絵に描けるような簡単な形ではなく、ブローネマルクインプラントのV字スレッド（ネジ山）を基にした横溝に対し、縦溝も同時に与えられている形状で、その横溝と縦溝の間に浮かび上がったピラミッド型の隆起したスレッド（ネジ山）が、インプラント全周を取り巻いていました。それが突如として私の頭の中に明確な形として浮かび上がって離れませんでした。ただどうやって表現できようかと。私はどうにかその形を具現化しようと、三歳の息子がたまたま粘土遊びをしていたのを取り上げて粘土を使って形を作ってみました。出来上がってみると何とも奇妙ではあるがどこか美しい形で、今までに見たことのない形の粘土インプラントが目の前にありました。果たしてこんな形が切削加工できるのだろうか。ともあれ、天から降ってきたこのインプラント、「名前を付けてやらにゃならんしな。インプラントのスレッド（ネジ山）の様相から〝Pyramid（ピラミッド）〟かな。」

私は出来上がった粘土インプラントの形をじっと眺めて腕組みしながらしばし考えに耽っておりました。さてと、誰に図面化してもらおうかな。そうだ、トルクの機械の開発で世話になっている京都機械工具株式会社（ＫＴＣ）の石川君にお願いしてみよう、彼はＣＡＤ（キャド）デザインが専門だから話を聞いてくれるかも知れない、と思い立ったのには一分もかかりませんでした。思い立ったらすぐに動かなければ気が済まない性質の私は、すぐに京都に赴きました。

久しぶりに訪れたＫＴＣ社では、デジタルトルク測定装置 ニュートンワンの共同開発のために足しげく通っていた数年前とは変わり、当初存在しなかったメディカル部門も第３工場の三階フロアに整然と設置されておりました。「石川君ね、今日はちょっと全然関係のないことの相談で来たんだけどね。突然頭に浮かび上がったインプラントの形を粘土で作ってみたんだけど、それを図面化できないものかと、、。多分、複雑な形なので無理かもしれないけど。」すると、石川君は粘土インプラントの写真を数枚見るなり、「先生、三〇～四〇分いただければ画面上でお見せできると思います。」と。「え⁉　そんな早くできるの？　複雑じゃないの？」「まあ、ちょこっとありますけど大丈夫だと思います。」石川君は、ＣＡＤデザインについてはピカイチで、他社に赴いて講師をするほどの知識と腕前の持ち主で。程なく石川君は、言った通りの時間で早々と仕上げてくださいました。「先生、一応できたんですが見ていただけますか。写真で見た感じから仮の数値を入れて作成しています。もちろんここをちょっと膨らましたいとか、太くしたいとかシャープにとか、いくらでも変えられますので。言っていただければ。」私はあっという間にパソコン上に三次元画像として誕生したピラミッドインプラントが、クルクルと回転する様を見て「石川君、やっぱ、半端ないな。プロは違うな。」と、歯切れの良いキーボードを叩く音を響かせて器用にマウスを操る石川君の横顔を見つめながら、きっと奥さんはこの横顔に惚れたのだろう、などと余計なことを考えつつ深く感心いたしました。

石川君のおかげでインプラントの形を図面化すると、今度は特許取得の相談のために大阪へ飛びました。駅に直結したグランフロントというビルの高層階に、山本特許法律事務所はありました。エレベーターを降りて右に進むとすぐに広々としたオフィス内に導かれました。まるで映画で見るような大理石張りの広大なスペースに受付だけがあって。

私が入ってくるなり二人の女性がさっと立ち上がって「高橋さま、お待ちしておりました。」と二人揃って頭を下げられました。「あ、高橋です。すいません。少し遅れてしまいました。」「いえ。今担当の者が参りますのでそれまでこちらの部屋でお待ちください。」「あ、はい。」

通された部屋もまた非常に日当たりの良い全面ガラス張りの部屋で、あちらこちらに目を泳がせてはまだ馴染まない部屋の中で身を縮こませておりますと、分厚い木の扉をノックする音とともに扉が開かれ、「失礼します！　お待たせいたしました。」の女性の号令の後ろから五人の男性たちが一斉にズラズラと部屋に入ってこられました。その先頭で入っていらした方が創業者である山本秀策先生でした。

山本先生は非常に熱心で事細かに私の話を途中途中で話を止めてしっかりと確認しながら話を聞いてくださいました。「高橋先生、お会いできて光栄です。大信貿易の中島社長とは親戚筋でしてね。高橋先生のことはそちらからよく聞いておりました。」「いやいや、こちらこそぜひ山本先生をご紹介くださいと中島社長に頼みましてね。こうして今日お会いできる時をとても楽しみにしておりました。」「そうですか。ありがとうございます。ところで、事前に拝見しましたが、ずいぶんとまた変わった形のインプラントをデザインされましたね〜。いや私はインプラントのことはよく存じ上げないんですけれども、普通はあれでしょ、こう、ネジのような形でね〜。」「そうなんです。私がまだ若かりし頃、今から一〇年以上前になりますけれども。アメリカ留学中にジルコニアというセラミック材料でできたインプラントをデザインして作ったことがあったんですが、二〇〇二年頃はセラミックでインプラントを作るということは珍しいことでした。しかし当時の私には特許なんてものがあることすら知りませんでしたので。子どもでしたのでね。大手企業にあっけなくアイデアを奪われてしまいました。まあ、その時の苦い経験がこうしてまた新たなアイデアを山本先生にお見せする機会に繋がっておるのですがね。」「そうですか。それは残念でしたね。しかし、この世界はもうえげつないことだらけでしてね。ほんのちょっとの隙間を狙って奪いよるのですわ。まあ、中には特許をちゃ〜んと保護しておいて相手がアイデアを奪ってもね、気づかぬふりして知らんぷりしててね。そうと知らずに相手がさんざん儲けた後に何年も経ってから訴訟起こして、ウチが先だったって言ってね、よその人にやらせて根こそぎ儲けた分全部回収するみたいな、えげつない、そりゃ〜もう、えげつないやり方をする企業さんなんてぎょうさんいてます。」「そうですかあ。」「ただね、高橋先生、その辺は私どもプロですから、先生にそんな思いさせません。もう、大船に乗ったつもりで任しといてください。」「・・・」「あ、それからね、こうした特許関係の弁理士もピンキリです。ダラダラといつまでも話進まなくてね。のんべんだらりんな弁理士もいますしね。ただその辺もウチは早よやれ、早よやれ！　ですから。こういう特許ってものはスピード勝負なんですわ。ノウハウはもう、出来上がってますから。」「へえ。」「あ、それからね、金額も高橋先生の目が飛び出るような金額はご提示しませんからご安心ください。」「はあ、なるほど。ぜひよろしくお願いします。」「あとね、ウチは弁理士も弁護士もたくさんいますし、彼らは非常に優秀ですしね。きっと頼りになると思います。」「はい。」「ところで高橋先生、なんでまた横浜から大阪に？　ウチは東京にも事務所構えてますからそちらでも大丈夫ですよ。遠くまで来ていただくのも大変でしょうにね〜。」「いや、私はぜひ本社がある大阪、山本先生にお会いして話を聞いてもらおうと思って来ましたので、これからも大阪に来ます。」「そりゃ！　まあ、ありがたい話ですわ。いやいやそれならもう話は簡単！　私の方で目を光らせてしっかりと進めさせていただきます。」とまあ、三時間以上に及ぶ話し合いの後、私は大阪にある山本法律特許事務所でピラミッドインプラントの特許申請を進めることに決めました。

特許申請は、果たしてそのアイデアが将来活かせるかどうかわからぬままに膨大な申請費用をかけるわけで、その時の私はただ直感に突き動かされるままに申請をお願いしたのでした。

それから二年くらいの間には、国内だけでなく世界での特許申請を着々と進めつつ、スウェーデン、スイス、イタリア、韓国などいくつかの大手インプラントメーカーにピラミッドインプラントのアイデアを見てもらいました。

非常に興味深い素晴らしいデザインだとされながら、どのメーカーでもグローバルのトップまで話が進むのですが、最後には決まって「現在の切削技術では加工不可能」という回答で断念せざるを得ない状態にあります。近い将来に従来の切削加工から３Ｄプリンターの技術が進み、生産の中心が３Ｄプリンターに置き換わる時代が来れば、ピラミッドインプラントを誕生させることができるかもしれません。

ブローネマルク博士がお亡くなりになった翌日に、たまたまピラミッドインプラントのデザインを思い立ち、勝手に私が天から降ってきたと思い込んで大変なお金をかけて特許申請まで進めてきましたが、誰にもこのアイデアを着目してもらえなければ、藻屑のアイデアと化してしまいます。ずいぶんとご苦労なこったねって、自分に言いたくもなりますが、仕方ないのですね。それが私だし、天からの直感は無視できないのでね。

でも振り返ってみても、あのトルクのデジタル測定装置の開発のために毎月足しげく三年間、京都まで往復一〇〇〇キロを車で通ってた時も、同じ気持ちになったっけ。「おれのしていることは意味があるのだろうか、、。」車を運転しながら夜の高速道路を走らせているときは、たまにそんな気持ちになったな。そんな時はいつも、「意味があるから今向かっているんじゃないか。」と自分に言い聞かせつつ、「まあ、仮に京都の夜路を散策するだけでも、横浜にいたらなかなかできないことだしな。」とかね。

このピラミッドインプラントもそう、意味があるかないかなんて関係ない。自分の中にピラミッドインプラントが生まれて今関わっているのだから、全力で生かすしかないんだ。いつか、必要になる時が来るかもしれない。今日という一日にできる最善をしておこう。明日のことはわからないのだから。

大阪から横浜の自宅に向かう新幹線の中、窓の外遠く走り去る小さな家々を目に、いつぞやは車で通い詰めた東海道に思いを馳せて、「全ては武者修行、無駄なことなんて何もないんだ」とつぶやいていました。

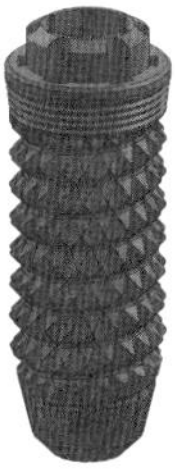

Pyramidインプラント

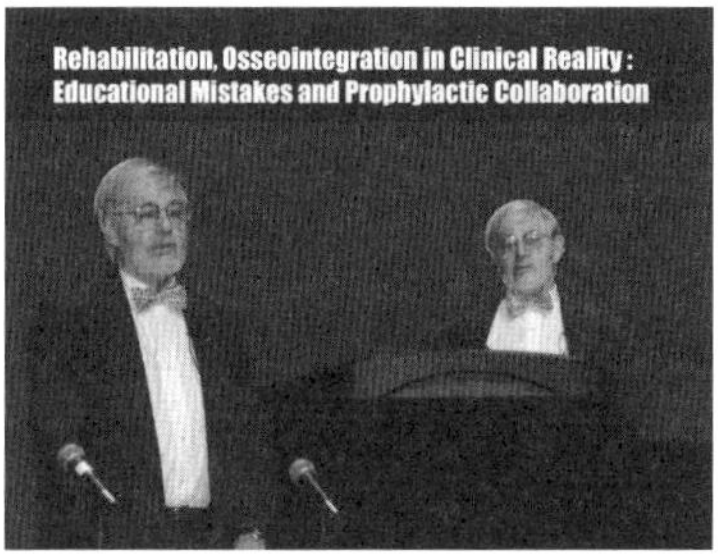
Rehabilitation, Osseointegration in Clinical Reality :
Educational Mistakes and Prophylactic Collaboration

ブローネマルク博士（2003年 Academy of Osseointegration 18th Annual Meetingにて著者撮影）

おわりに

「インプラント武者修行」は、若かりし頃の留学や開発への関わりの体験を中心に、インプラントに出会う前の幼年期から大学院時代のエピソードを加えて執筆しました。

私が留学していた二〇〇二年からは、すでに一五年の時が経っています。その後今までの経験の中には、歯科医院の開業、数多くの医療関係の方々や患者さんとの出会い、そしてさまざまな治療体験や私の人生観を変える出来事もありました。また、インプラントを中心とした勉強会の発足や塾の創設、海外や日本各地での学会、大学講義、講演会、セミナーなどさまざまな学術講演活動にも関わらせてもらいました。

そして、執筆活動に関しても、英文書籍の翻訳、対談記事、症例発表、新しい治療法の発案なども行ってまいりました。

歯科医師としても人としてもまだまだ未熟者。千変万化、紆余曲折な体験エピソードを、また機会があればご報告したいと思います。

高橋恭久

略歴：1970（昭和45）年、東京都西多摩郡奥多摩町生まれ。2005年より神奈川県横浜市在住。1994年、日本歯科大学卒業。1998年、同大大学院卒業、歯学博士。2001年、日本人初のITIスカラーシップ（世界15名枠）に選抜され、2002～2003年、アメリカ・コネチカット大学ヘルスセンター補綴科教授・元ITI会長のThomas D Taylor氏に師事。2005年に開催されたITI World Symposiumドイツミュンヘン大会にてBest Presentation Awardを受賞。2006年、AOS（Academy for Oral Science）を設立し、代表を務める。2010年より韓国キョンヒ大学口腔顎顔面外科非常勤准教授。2011年より東京都青梅市 医療法人慈世会 高橋スマイル歯科開業。2015年よりGlobal Academy of Osseointegration（GAO）Japan代表。2017年より一ノ塾塾長。

趣味：写真、サックス、書

執筆：Louie Al-Faraje. アナトミー　インプラントのための外科術式と画像診断. 坪井陽一[監訳], 高橋恭久, 中居伸行［翻訳統括］. 東京：クインテッセンス出版, 2016. ほか執筆多数。

QUINTESSENCE PUBLISHING 日本

インプラント武者修行
―海外留学・製品開発への挑戦！―

2018年7月10日　第1版第1刷発行

著　　者　高橋恭久《たかはしゆきひさ》

発 行 人　北峯康充

発 行 所　クインテッセンス出版株式会社
東京都文京区本郷3丁目2番6号　〒113-0033
クイントハウスビル　電話(03)5842-2270(代表)
(03)5842-2272(営業部)
(03)5842-2276(編集部)
web page address　http://www.quint-j.co.jp/

印刷・製本　株式会社創英

Printed in Japan　落丁本・乱丁本はお取り替えします
ISBN978-4-7812-0628-8　C3047　定価はカバーに表示してあります